СМЕРТЬ МОЖНО ВЫЛЕЧИТЬ

и еще 99 невероятных медицинских гипотез о нас и о нашем здоровье

DEATH CAN BE CURED

And 99 Other Medical Hypotheses

Roger Dobson

CYAN

СМЕРТЬ МОЖНО ВЫЛЕЧИТЬ

и еще 99 невероятных медицинских гипотез о нас и о нашем здоровье

Роджер Добсон

ДОБРАЯ КНИГА

УДК 111.615.89

Д55 Добсон Р.

Смерть можно вылечить и еще 99 невероятных медицинских гипотез о нас и о нашем здоровье/Роджер Добсон; пер. с англ. — М.: Издательство «Добрая книга», 2011. — 224с.

ISBN 978-5-98124-375-2

Вы когда-нибудь задумывались, почему младенцы сосут пальцы?
Почему женщины стонут во время секса?
Насколько бритье увеличивает риск возникновения рака?
Почему просмотр телепередач приводит к слабоумию?
Как узнать дату своей смерти?
Почему у людей есть подбородок?
Как Луна влияет на приступы подагры?
Большинство гипотез могут показаться чересчур смелыми и радикальными, идущими вразрез с устоявшимися научными теориями, тем не менее они расширяют границы нашего познания и устанавливают новые, порой неожиданные связи между явлениями окружающего мира, в котором все сущее взаимосвязано.

Издательство «Добрая книга»

Телефон для оптовых покупателей: (495) 650-44-41
Адрес для переписки / e-mail: mail@dkniga.ru
Адрес нашей страницы в Интернете: www.dkniga.ru

Публикуется по соглашению с CYAN COMMUNICATIONS LIMITED (Великобритания), MARSHALL CAVENDISH (ASIA) INTERNATIONAL (Сингапур) и Агентством Александра Корженевского (Россия).

Сделано в России
ISBN 978-5-98124-375-2

Моей жене Алекс, детям Джессике, Бену,
Лизи и Джеймсу и родителям

СОДЕРЖАНИЕ

Предисловие **13**

1. Ночные страхи, родинки и научные теории **17**

Близорукие люди умнее. .19

Откровения всегда случаются в горах. 20

Толстяки действительно веселее 22

Ночные кошмары могут вас убить 24

Родимые пятна — доказательство переселения душ . . . 25

Глобальное потепление снижает фертильность 27

Душ пагубно действует на мозг 28

Низкорослые люди спасут мир 30

Дату смерти можно вычислить 33

Нарушение суточного биоритма приводит к психическим заболеваниям. 34

2. Подбородки, пивное брюшко и ушная сера **37**

Почему люди не покрыты шерстью 39

Назначение ушной серы 40

Способность слышать голоса может спасти жизнь 42

Для чего нужен подбородок. 44
Чувство юмора помогает выжить. 45
Дети тянут все в рот, чтобы не было астмы. 47
Брюшко защищает мужчин в старости. 48
Почему «моржи» не дрожат .50
По длине пальцев можно спрогнозировать болезнь . . . 52
Артрит — цена здоровья ваших предков. 54
Тошнота полезна. 56
Психопаты — необходимое зло 57
Кистозный фиброз — наследие чумы 59

3. Сумасшедшие монархи, современные туалеты и другие исторические теории 61
Современные туалеты оказывают пагубное воздействие на ноги 63
Королева Елизавета I была наполовину мужчиной 64
Шизофрения изменила ход истории Британии 66
Иисус, Туринская плащаница и самовозгорание. 68
Неандертальцы исчезли из-за дыма 70
Английская лихорадка — не что иное, как сибирская язва 72
Сельдь спасала нас от болезней сердца. 73
Синдром войны в Персидском заливе — аллергическая реакция на бургеры. 75
Доисторические костры защищали людей от рака легких 76
Альфред Нобель был убит динамитом 78

4. Секс, блондинки и мексиканский парадокс 81
Почему женщины стонут во время секса 83
Как важно быть импотентом 84
Секс во время беременности приводит к высокому артериальному давлению 86

Вазэктомия снижает риск возникновения рака простаты 88
Лекарство от безумной страсти 89
Зимняя депрессия мешает сексу 91
Джентльмены предпочитают блондинок 93
Запахи дома превращают девочку в женщину 94
Послеродовая депрессия вызвана недостатком секса 96
Болезнь десен приводит к малому весу младенцев 98
Презервативы увеличивают риск возникновения рака груди 100

5. Это происходит из-за Солнца (Луны) 103
Солнечные дни делают мужчин вспыльчивыми 105
Солнце вызывает шизофрению 107
Солнце регулирует продолжительность жизни 109
Солнце воздействует на эпидемии гриппа 111
В приступах подагры виновна Луна 113
Боли в груди вызваны Луной 114
Как погода влияет на настроение 116
Почему жители Гренландии меньше подвержены раку 117

6. Лак для волос, волосатость и другие причины развития рака 121
Освещение ночью вызывает рак 123
Собаки вызывают у женщин рак груди 124
Электрическая пишущая машинка — причина рака груди 126
Волосатые люди менее подвержены раку 127
Слишком стремительное прекращение курения приводит к раку легких 129
Рак проще всего выявить летом 130

Лак для волос вызывает рак 132
Цвет кожи и рак груди 134

7. Как излечиться от большинства заболеваний и стать выше 137
Лекарство от запора 139
Орехи помогут избавиться от зубной боли 140
Кожаная обувь лечит заболевания 141
Средство от икоты 143
Чтобы нос начал дышать, гудите по 120 раз в день . . . 144
Магниты помогут вам стать выше 146
Пейте воду, чтобы снизить риск возникновения болезней сердца 148
Лекарство от большинства заболеваний 149
Лекарство от смерти 151

8. Защитные свойства гельминтов, кошек и собак . . . 153
Домашние животные предотвращают сердечные приступы 155
Пользуйтесь лифтом для естественных родов 156
Морские водоросли предотвращают СПИД 157
Гельминты предотвращают болезни сердца 159
Смертоносные вирусы прячутся во льду 161
Автомобили вызывают сердечные заболевания 162
Прохладительные напитки предотвращают рак желудка 164
Курение приводит к ревматическому полиартриту . . . 166
Крошечные клещи вызывают астму 167

9. Как оставаться живым, быть худым и большеголовым 169
Попкорн-убийца 171
Ботокс способствует похудению 172

Очищайте организм ночью 174
Придерживайтесь диеты каждый второй день, чтобы похудеть и жить дольше 175
Соль — кухонный наркотик? 176
Почему головы американцев становятся меньше 178
Употребление свинины вызывает рассеянный склероз 179
Бешенство 181
Молоко способствует развитию рака 183
Крысы — переносчики коровьего бешенства 185

10. Телевизор, высокие каблуки и другие источники болезней 187
Лекарство, отпускаемое по рецепту, вызывает депрессию у детей 189
Рассеянный склероз и домашние кошки 190
Мыло — причина болезней сердца 192
Аутизм и жизнь в городе 194
Линии электропередачи вызывают депрессию 196
Обувь на высоких каблуках вызывает шизофрению . . 197
Фтористые соединения делают зубы кривыми 199
Дожди приводят к сгущению крови 200
Климатические изменения и диабет 202
Телепередачи вызывают слабоумие 204
Стресс может пагубно сказаться на ваших зубах 205
Перчатки вызывают астму 207

Взрывающиеся почки, ядовитые гитары и многое другое 209

Примечания 211

Об авторе 223

ПРЕДИСЛОВИЕ

***MEDICAL HYPOTHESES* — ЭТО ЖУРНАЛ** медицинских научных идей. Он был учрежден Дэвидом Ф. Хорробином в 1976 году. После преждевременной кончины Дэвида в 2003 году я стал главным редактором журнала.

Medical Hypotheses имеет две отличительные черты. Во-первых, в нем в основном публикуются идеи, а не данные экспериментальных и эмпирических исследований. Это очень необычно для медицинской науки, бóльшая часть финансирования которой направлена на эмпирические изыскания, при этом на протяжении десятилетий анализу и теории уделялось недостаточно внимания. Во-вторых, *Medical Hypotheses* целенаправленно стремится публиковать новые, революционные идеи, даже несмотря на то, что они могут показаться менее правильными, чем те незначительные усовершенствования, которые рассматриваются в основной научной литературе.

До 1976 года было сложно публиковать медицинские теории, особенно революционные. Благодаря международному распространению через библиотеки и внесению в основные научные базы данных *Medical Hypotheses* стал практически единственным способом связи некоторых исследователей с широкой общественностью. Со временем роль *Medical Hypotheses* изменилась.

Развитие Интернета сделало идеи журнала доступными в любом уголке земного шара. Сейчас я вижу задачу журнала в обеспечении свободной дискуссии между представителями новых и традиционных теорий. Статьи выдержаны в научном стиле, но их содержание может быть более спорным, чем то, которое обычно допускается экспертной оценкой, проводимой для отбора материала перед научной публикацией; подразумевается, что теория должна пройти тест на достоверность, а эксперты прийти к единому мнению.

Это означает, что статьи в *Medical Hypotheses* — гипотезы, которые требуют дальнейшего научного исследования. Тем не менее это же относится ко всем отраслям наук. Если только это не является расширением стандартных знаний стандартными же методами, то теория не может считаться достоверной на момент публикации.

Экспертная оценка обязательна не только в области естественных наук, это требование распространяется и на академические предметы, начиная с английской литературы и заканчивая теологией. Экспертная оценка в литературоведении или богословии может обеспечивать высокие стандарты, но это не сближает данные науки с естественными науками. Теория подтверждается или опровергается после публикации в ходе практических наблюдений. В конечном счете это не экспертная оценка сама по себе, что немногим больше, чем опрос общественного мнения, а экспертный критерий применения, т. е. оценка того, насколько теория верна.

Когда Дэвид Хорробин возложил ответственность за журнал на меня, он сказал, что в соответствии с его личным опытом редакторский анализ — это единственный пригодный беспристрастный способ поддержать революционные теории, так как экспертная оценка имеет тенденцию к отрицанию радикальных теорий как не заслуживающих доверия. Как и Дэвид, в *Medical Hypotheses* я придерживаюсь той же системы, которая превалировала в «золотой век» революционной науки. Другими словами, главный редактор берет на себя ответственность за подбор и оценку материала для публикации. Если, по его мнению, ему необходима помощь, он консультируется с небольшим по составу советом специалистов.

Создатели *Medical Hypotheses* считают сущностью теории ее доказательство и оценку после публикации, что делает этот журнал более смелым изданием, чем другие. Мы публикуем идеи не потому, что уверены в их правильности во всех отношениях, а потому, что они были бы очень важны, если бы были правильными; или потому, что, несмотря на погрешности, они содержат что-либо важное; или потому, что даже если идея неверна или в ней есть изъян, она наводит на размышления и вызывает споры, что одновременно и полезно, и информативно.

Можно подумать, что журнал, создаваемый на основе таких критериев, не заслуживает внимания. Тем не менее методы и цели *Medical Hypotheses* одобряются многими известными учеными. В редакционно-издательский совет журнала входят нобелевские лауреаты Джеймс Блэк и Арвид Карлссон, члены Королевского научного общества сэр Джон Эклс, сэр Рой Калн и Джон Зиман, а также всемирно известные ученые Антонио Дамасио и В.С. Рамачандран.

Более того, импакт-фактор *Medical Hypotheses,* которым определяется среднее количество цитирования статей научного журнала, равен 1,3 — это очень выигрышно в сравнении с обычными научными журналами. Ежегодно около 2200 статей, размещенных на научном сайте, содержат ссылки на статьи *Medical Hypotheses*. Статьи, опубликованные в *Medical Hypotheses*, скачиваются из Интернета 26 тысяч раз в месяц. Благодаря этим данным становится ясно, что, несмотря на радикальность и нестандартность наших методов, *Medical Hypotheses* играет не последнюю роль в медицинской науке.

Позволю себе добавить, что книга «Смерть можно отсрочить» содержит замечательную подборку статей *Medical Hypotheses,* которая наиболее полно и ярко отражает весь спектр интересов журнала. Несомненно, большинство статей могут показаться чересчур смелыми, но так покажется только специалистам. Для каждой проблемы Роджер Добсон отобрал гипотезы. Их авторы — ведущие ученые мировых университетов, практикующие врачи и независимые исследователи.

Я благодарен Роджеру Добсону и издательству Cyan за эту удивительную книгу; она является своего рода развлечением и проводником в порой странный, но всегда интересный мир *Medical Hypotheses.*

Брюс Г. Чарлтон,
главный редактор *Medical Hypotheses*

1 НОЧНЫЕ СТРАХИ, РОДИНКИ И НАУЧНЫЕ ТЕОРИИ

Близорукие люди умнее

МИОПИЯ — БОЛЕЗНЬ XX–XXI ВЕКОВ. В некоторых странах 80% взрослого населения близоруки. Исследования показали, что за последние сто лет с каждым поколением количество людей, страдающих миопией, стремительно увеличивалось.

Ребенок, один из родителей которого близорук, находится в зоне риска; если близоруки оба родителя, риск увеличивается. Это позволяет предположить, что близорукость обусловлена генами.

Если же существует ген близорукости, то каким образом ему удалось выжить под натиском эволюционного отбора? В доисторические времена охотник или собиратель с плохим зрением не прожил бы долго, кроме того, он бы не смог привлечь к себе особь противоположного пола и стать кормильцем семьи. В соответствии с теорией эволюции ген близорукости должен был искорениться с течением времени. Тем не менее близорукость не только никуда не пропала, но количество людей, страдающих миопией, растет с катастрофической скоростью. Почему это стало возможным?

В соответствии с данными исследователей из Лондонской больницы имени Королевы Марии и Университета Гонконга, ген (или гены) близорукости выжил потому, что он играет важную роль в жизни людей. Он влияет на ум.

Общеизвестно, что более одаренные студенты и люди, которые многого достигли в жизни, часто носят очки. Традиционное объяснение следующее: близорукость присуща детям, которые читают в раннем возрасте и поэтому становятся более смышлеными.

Современные исследования установили непосредственную связь между близорукостью и уровнем интеллекта. Мозг и близорукость взаимосвязаны, потому что развитие мозга и глаз имеет общую генетическую основу. Тем не менее генетический элемент, ответственный за близорукость, должен быть активирован определенным раздражителем извне. Согласно гипотезе, в далеком прошлом этого раздражителя не существовало, поэтому наши предки пользовались всеми преимуществами генетического материала, который делал их особенно умными, но при этом они не страдали от близорукости.

«Во время эволюции ген не пропал, потому что он способствовал выживанию наших предков, — говорят исследователи. — Ум помогал им быть более успешными на охоте, при поисках пищи, возделывании почвы или в занятиях скотоводством. Компонент миопии не приносил вреда, потому что он не был активирован, следовательно, был нейтрален. Как результат — дарвиновская приспособленность: этот ген стал очень распространенным, что отражает преобладание близоруких людей в современном мире.

Но что же это за раздражитель из окружающей среды? Что сегодня активирует генетический материал, который вызывает близорукость?

Что ж, одно из занятий, которое отличает современного человека от его предков — охотников и собирателей, — это чтение. Возможный раздражитель — чтение, особенно в раннем возрасте. Если это так, то активирование генетического материала, по мнению гонконгских исследователей, можно предотвратить, избегая того, что они называют «неестественным использованием глаз» в детстве. «Ранний опыт зрительных восприятий можно держать под контролем. Для этого надо снизить интенсивность школьных занятий и сократить количество часов кропотливой работы и время, потраченное на просмотр телевизора или видеоигры. Эти меры должны быть приняты как можно раньше, и они должны охватывать подростковый период».

Откровения всегда случаются в горах

НЕОПАЛИМАЯ КУПИНА И ТАИНСТВЕННЫЙ ГОЛОС, с которыми столкнулся Моисей на горе Синай, возможно, были не откровениями, а галлюцинациями, вызванными слишком долгим пребыванием на высоте. И явление Иисуса Петру, Иоанну и Иакову в неземном сиянии, возможно, тоже галлюцинация, порожденная изменениями, происходящими в мозге.

Исследователи утверждают, что сходство откровений, которые присутствуют в основных религиях, и описания галлюцинаций, возникающих в горах, говорят о том, что все это — результат воздействия высоты на мозг. И то, что важнейшие откровения Моисея, Иисуса и Мухаммеда, основателей трех ведущих монотеистических религий, явились им в горах, — не простое совпадение.

Первое откровение Моисея настигло его на горе Синай (2600 м над уровнем моря). Это была неопалимая купина, а затем трократная встреча с иудейским Богом. Преображенный Иисус предстал на горной вершине (возможно, это была гора Хермон — 2841 м над уровнем моря) в неземном сиянии. А в исламе Мухаммед получил откровение через архангела Гавриила, который явился пророку на горе Хира.

По мнению исследователей, эти откровения во многом схожи. Все трое слышали и чувствовали чье-то присутствие, видели образ и свет и испытывали трепет.

Исследователи из многих институтов, включая Женевскую университетскую больницу и Еврейский университет в Иерусалиме, утверждают, что такое случается с альпинистами.

Альпинисты описывают то же самое: чувство инородного присутствия, галлюцинации и псевдофотоэстезию — внезапное появление яркого света. Кроме того, они жалуются на беспокойство, которое их охватывало, чувство страха и резкое изменение температуры тела. Это случалось, только когда кто-либо из них оставался в одиночестве.

Одна из гипотез заключается в следующем. Происходит воздействие на две области головного мозга: переднюю теменную область и передний корковый слой. Высота может влиять на обе области, обе они связаны с эмоциональными проявлениями и мистическими переживаниями.

С другой стороны, длительное время, проведенное на большой высоте в одиночестве, может привести к дисфункции передней доли мозга и к торможению. Кроме того, одиночество в горах может вызвать нервное расстройство.

Ученые считают, что откровения чаще случались на средних высотах, чем на больших. Даже подъема на среднюю высоту достаточно для возникновения видения. Некоторые люди страдают горной болезнью на относительно небольшой высоте.

Вот что говорят исследователи по этому поводу: «Благодаря этим сведениям можно предположить, что образ горы нередко присутствует в описании священных откровений из-за функциональных и нервных расстройств, т. е. мы пришли к мысли, что подъем на высоту может способствовать возникновению видений, что в свою очередь может нам помочь понять значение символа горы в религии».

Толстяки действительно веселее

НА ПРОТЯЖЕНИИ ВЕКОВ ПОЛНОТА ассоциируется с весельем и добротой. Это и Дед Мороз, и Фальстаф, и Билли Бантер, и Бенни Хилл. Каждый, кто ест больше, чем ему требуется, кажется нам более веселым и довольным жизнью.

Все знают, что герои книг, опер и фильмов отличаются стройностью, зато толстяки более забавны. Подтянутому мужчине достаются девушки, а толстяку — улыбки и смех. Но так ли это в жизни? Правда ли, что толстяки жизнерадостнее, или это стереотип?

По данным исследований психологов канадского Университета Лейкхэд, эта гипотеза может оправдаться, по крайней мере, в отношении женщин. Ученые не только нашли такую связь, они обнаружили источник — эстроген. Выдвинута идея, что жировые отложения помогают женщинам бороться с плохим настроением. Другими словами, чем полнее дама, тем лучше ее настроение и тем менее она склонна к депрессии.

В ходе исследования, которое состояло из двух частей, группа ученых уделяла особое внимание индексу массы тела (способ измерения, при котором учитывается рост и вес). Они его сравнивали с настроением молодых женщин.

Оказалось, что чем выше индекс массы тела и чем крупнее женщина, тем менее она подвержена грусти и плохому настроению. Действительно, худышки намного более подвержены депрессии, а толстушки почти не печалятся.

Исследователи утверждают, что найденная ими зависимость между весом и настроением так же крепка, как взаимосвязь стресса и здоровья.

Для того чтобы найти научное объяснение, они провели биохимическое исследование. Выяснилось, что существует связь между эстрогеном, настроением и серотонином — веществом мозга, которое является мишенью основных антидепрессантов. Самый сильнодействующий гормон, эстроген, находится в основном в жировых тканях. Таким образом, у крупных дам его уровень выше, чем у худых.

Раз существует гормональная взаимосвязь, значит, существуют и изменения настроения и веса в течение цикла месячных. Были выявлены дни, когда размер тела и негативная реакция наиболее сильно связаны. Это 11-й, 24-й и 25-й дни. В это время уровень эстрогена в организме особенно высок.

Вот мнение ученых: «Наши исследования установили взаимосвязь веса и настроения. В отличие от женщин с низким индексом массы тела женщины с высоким индексом меньше подвержены депрессии, беспокойству и негативным эмоциям. В соответствии с гипотезой “веселого жира” полные дамы реже подвергаются негативному воздействию и поддаются плохому настроению, чем стройные. Предварительные исследования показали, что эстроген может влиять на накопление организмом жиров и на негативную реакцию. Цикличное выделение эстрогена снижает негативную реакцию у женщин».

Ночные кошмары могут вас убить

ПОДТЯНУТЫЙ МОЛОЖАВЫЙ МУЖЧИНА, внешне здоровый, не знал, что только что съел свой последний ужин. Два часа спустя он лег спать, заснул, а потом внезапно стал метаться во сне. Он стонал, кричал и кашлял, но все попытки его разбудить окончились ничем, и некоторое время спустя он скончался.

Филиппинцы издревле верят, что смерть в таком состоянии происходит из-за ночных кошмаров. Было отмечено множество случаев подобной внезапной смерти во Вьетнаме, Камбодже, Лаосе, Японии и в Америке. В США ее называют «синдромом внезапной ночной смерти». В этих случаях вскрытие показывает только следы остановки сердца, но основные причины этой внезапной драматической кончины остаются загадкой. Жертвы в редких случаях страдали сердечной недостаточностью при жизни, но в большинстве своем это были здоровые люди. Что же их убило?

Исследователи с кафедры офтальмологии и неврологии Калифорнийского университета в Сан-Диего утверждают, что во всем виноваты ночные страхи — разновидность сверхкошмара. Такие ночные страхи отличаются от заурядных страшных снов. Они возникают во время стадии глубокого сна и даже в случае пробуждения спящего не проходят в течение примерно 15 минут. Чаще всего жертва не помнит содержания кошмара. Ученые считают, что «сюжета» может попросту не быть. Никаких кровожадных монстров или привидений. Люди испытывают примитивный первобытный страх.

У детей чаще всего появляются ночные страхи в возрасте от 5 до 7 лет. Они кричат, сидя в кровати с широко раскрытыми глазами, полными страха и паники. Это же происходит и со взрослыми, по крайней мере с теми, кто смог проснуться. Около 4% ночных кошмаров относятся к сверхкошмарам.

Исследования показали, что смерть жертв наступала в среднем через три с половиной часа после того, как они заснули. В большинстве случаев признаками кошмара были стоны, хрипы и затрудненное дыхание. Сердцебиение увеличивалось до 170 ударов в минуту через 15—45 секунд после начала кошмара. Это все, на что способно сердце; такая нагрузка даже сильнее, чем при усиленных тренировках или во время оргазма.

В результате некоторых вскрытий были обнаружены аномалии сердечной мышцы. В большинстве случаев отмечалась аритмия, которая влияет на работу сердца. Это относится к тем, у кого при жизни не были выявлены сердечные заболевания, но которые были обострены ночными страхами на уровне первобытного ужаса.

«Мы считаем, что невыявленный порок сердца, растревоженный ночными кошмарами, может привести к внезапной смерти. Это объясняет возникновение аритмии и “синдрома внезапной ночной смерти”», — утверждают ученые.

Родимые пятна — доказательство переселения душ

КОГДА УЧЕНЫЕ НАЧАЛИ ИЗУЧАТЬ ДЕТЕЙ, которые утверждали, что помнят предыдущую жизнь, это граничило со сверхъестественным. Всегда оказывалось, что дети с фобиями боятся того, от чего, по их рассказам, они умерли в прошлой жизни. Таким образом, те, кто, по их мнению, утонул, боятся воды и любого погружения в нее. Ученые обнаружили водобоязнь у 6 из 10 детей, которые помнили, что утонули в прошлой жизни. То же самое отмечается в случаях со змеями и оружием.

Зафиксировано много случаев, когда дети говорили, что помнят предыдущую жизнь, но лишь единицы смогли рассказать ее подробности. В отчете исследователей Виргинского университета говорится, что они опрашивали родителей или опекунов таких детей, людей, каким-либо образом связанных с умершими в этих семьях, и проверяли экспертизы вскрытия.

Виргинские исследователи обнаружили, что в большинстве случаев (67% из 856 изученных случаев) покойники, которых описывали дети, действительно существовали, более того, описания смерти и жизни полностью совпадали.

В отчете указано, что некоторые встречающиеся в медицинской практике расстройства и аномалии развития не могут быть полностью объяснены генами и влиянием окружающей среды. В качестве доказательства ученые ссылаются на фобии, возникающие в раннем детстве, расстройство половой идентификации, изменение поведения вскоре после рождения и необычные родимые пятна.

Кроме того, в отчете отмечается, что так называемая теория «предыдущей жизни» объясняет все эти феномены, бросающие вызов рациональным обоснованиям.

Возьмем, например, фобии. У 141 ребенка (около 36%) из 387 детей, рассказывающих, что они помнят предыдущую жизнь, обнаружены фобии. Ученые пришли к выводу, что довольно часто фобии возникают прежде, чем ребенок начинает говорить о прошлой жизни. Во время одного из исследований 56% родителей не могли объяснить, почему их ребенок боится воды и когда это началось.

Помимо всего этого у детей, которые помнят свою предыдущую жизнь, на теле есть родимые пятна. Они находятся на месте смертельных ран «прошлого». Было изучено 895 случаев, которые имели место в девяти разных странах с различной культурой. В 309 случаях — около 35% — были обнаружены родимые пятна. Пользуясь результатами вскрытия, их сравнили с ранами и другими отметинами покойников. Они были идентичны.

В отчете подчеркивается следующее: «Даже если эти дети никогда ранее не говорили, что помнят события своей предыдущей жизни, их боязнь воды объясняется тем, что они утонули в прошлом воплощении. Мы верим в то, что предшествующая жизнь может помочь объяснить расположение некоторых родимых пятен. Изучение этих случаев позволяет сделать выводы о том, что иногда обьяснения выглядят вполне правдоподобно, а порой просто выходят за рамки возможного».

Глобальное потепление снижает фертильность

РАСТАЮТ ЛЬДЫ, ПОДНИМЕТСЯ УРОВЕНЬ МОРЯ, исчезнут острова, в Йоркшире температура будет как в тропиках, а в Шотландии разведут виноградники… нет конца прогнозируемым изменениям. И все это из-за глобального потепления. Но неужели кое-что значительное уже произошло и осталось незамеченным? Неужели именно глобальное потепление вызывает снижение фертильности (репродуктивной способности) и уровня рождаемости во всем мире?

Этим вопросом занялась группа исследователей из колледжа терапевтов и хирургов Колумбийского университета и Колумбийского пресвитерианского медицинского центра. Вот мнение ученых: «Результаты наших исследований подтверждают правильность утверждения, что температурные изменения влияют на фертильность. Температура окружающей среды воздействует на человеческую плодовитость».

Нет никаких сомнений, что фертильность снизилась в индустриальном обществе и (однако в меньшей степени) в развивающихся странах. Социальные и экономические факторы могут быть частично виноваты в изменениях, но они не объясняют их полностью. Также они не могут дать ответ на вопрос, почему у жителей многих стран снижается активность сперматозоидов.

Группа исследователей из Нью-Йорка подтверждает факт снижения фертильности. По их мнению, к 2040 году в некоторых странах прирост населения будет отрицательным, другими словами, численность населения резко сократится.

Группа исследователей изучила статистические данные о рождаемости в 19 странах за 100 лет, и сравнила их с информацией о температурных изменениях Национального управления по аэронавтике и исследованию космического пространства (НАСА). В каждой из 19 стран было обнаружено снижение рождаемости. В США на протяжении XX века рождаемость снизилась с 30 родов на 1000 человек до 10. Практически то же самое было выявлено и в остальных индустриальных странах. За этот же период изменилась и температура. «Мы обнаружили взаимосвязь снижения уровня рождаемости во всех 19 странах и повышения температуры воздуха», — говорят ученые. Даже если рассматривать социальные, культурные и экономические изменения, прослеживается связь и с температурными изменениями.

Ученые утверждают, что целый ряд исследований доказывает взаимосвязь фертильности и текущих погодных изменений. Так, в странах с теплым климатом фертильность напрямую зависит от времени года: активность сперматозоидов в семенной жидкости летом меньше, а зимой больше. Лабораторные исследования подтвердили, что повышение температуры мошонки снижает плодовитость.

«Исследования заставили нас поверить, что колебания температуры влияют на репродуктивные способности человечества, — констатируют ученые. — Так же как и временное изменение температуры, ее изменение в течение длительного периода воздействует на фертильность и активность сперматозоидов в семенной жидкости. Вполне возможно, что из-за глобальных климатических изменений активность сперматозоидов будет флуктуировать*, что в свою очередь повлияет на уровень рождаемости.

Если наша теория верна — снижение температуры может привести к повышению фертильности».

Душ пагубно действует на мозг

НА ПЕРВЫЙ ВЗГЛЯД, что может быть приятней и полезней душа? Он смывает грязь, бактерии и ядовитые вещества, открывает поры, очищает наши волосы и поднимает настроение.

Но что вы скажете, если узнаете, что в воде содержится нечто чрезвычайно вредное? И что, если это нечто, пока вы, ни о чем

---

* Флуктуация — здесь: изменчивость. — *Примеч. ред.*

не подозревая, напевая намыливаетесь, в виде крошечных капелек через нос добирается до вашего мозга? И что, если вы, так же как и миллион других ничего не подозревающих людей, находитесь в зоне риска?

Это нечто — марганец. Это металл, который попадает в воду в результате вымывания горных пород и почвы. Марганец — природный элемент, в небольшом количестве его можно встретить в продуктах, например, в зеленых овощах, чае и злаках.

То, что марганец содержится в воде, было доказано неоднократно. Но каждый раз его количество признавалось настолько незначительным, что он не мог принести вреда. Тем не менее известно, что если не выпить, а вдохнуть большое количество этого вещества, эффект будет катастрофическим. Изучение гигиены труда показало, что если шахтеры вдыхают чрезмерное количество марганца, у них развивается марганизм*, напоминающий болезнь Паркинсона. К его симптомам относятся вялость, дрожь, психические расстройства. Он может стать причиной летального исхода.

Исследователи из Университета Вэйк Форест в Северной Каролине утверждают, что уже подсчитали допустимую норму потребления марганца с пищей, напитками и при дыхании. Тем не менее никто не догадался исследовать его влияние на центральную нервную систему при попадании в организм во время душа, если вода содержит это вещество.

Вот что сказали ученые: «На первый взгляд это может показаться банальным. Однако данные исследований животных свидетельствуют о том, что это может стать серьезной проблемой для здоровья». Гораздо большее количество марганца в организм попадает не с едой или водой, а во время дыхания. Обонятельный нерв, который находится в носу, представляет собой проводник, помогающий обойти гематоэнцефалический защитный барьер.

---

* Марганизм — заболевание центральной нервной системы («марганцевое сумасшествие»), характеризуется импульсивным поведением, эмоциональной неустойчивостью, галлюцинациями, паркинсонизмоподобным синдромом. — *Примеч. пер.*

Эксперименты на животных показали, что марганец без труда может миновать этот барьер и проникнуть в нервные волокна.

Кроме того, по мнению исследователей, марганец, который проникает в организм, обладает кумулятивным свойством, т. е. накапливается. Таким образом, некоторые группы людей (пожилые, беременные и люди, страдающие железодефицитной анемией) подвергаются особому риску.

Простые подсчеты показали, что достаточно в течение 10 лет принимать душ, используя воду, насыщенную марганцем, чтобы в ваш организм проникло большое количество этого вещества. Гораздо меньшая концентрация марганца привела к его отложению в мозге грызунов.

Вот мнение ученых: «Если дальнейшие исследования подтвердят наше открытие, оно будет иметь огромное значение для здоровья нашей страны и мира в целом. Если наши результаты подтвердятся, органы государственного регулирования будут вынуждены пересмотреть допустимые нормы содержания марганца в продуктах и воде. Только в США, по нашим данным, 8,7 миллиона человек подвергаются такому воздействию марганца, что это может привести к скоплению его в мозге».

Низкорослые люди спасут мир

НА ПРОТЯЖЕНИИ ВЕКОВ ВЫСОКИЙ РОСТ был очень моден среди людей. Он ассоциировался с умом, плодовитостью, работоспособностью, долголетием и хорошим здоровьем. За последние 200 лет мы стали намного выше. В течение XX века рост каждого последующего поколения в Западной Европе и США увеличивался примерно на 2,5 см. Японцы же увеличили свой рост примерно на 12,5 см после Второй мировой войны, когда стали придерживаться европейского образа жизни и рациона.

Но не зашло ли это слишком далеко? Не стал ли рост нашей личной и мировой проблемой? Неужели высокие люди потребляют столь чрезмерное количество ресурсов, что это может привести к вымиранию человечества?

В соответствии с отчетом, основанным на более чем двух десятках исследований, положение настолько безрадостно, что, возможно, в скором времени придется изменить рацион детей, чтобы снизить их рост.

«Несмотря на всеобщее восхищение высоким ростом, население с постоянно увеличивающимися ростом и массой тела представляет собой угрозу нашей окружающей среде, здоровью и выживанию в целом, — говорят исследователи из Reventropy Associates в Сан-Диего и из Калифорнийского университета. — Мы вынуждены снизить свои потребности. А для этого нам необходимо контролировать количество людей и их размеры». Авторы убеждены, что если нам это сделать не удастся, это неизбежно скажется на уровне и качестве жизни и снизит шансы человечества на выживание. Они добавляют: «Мы искренне верим, что менее высокого роста можно добиться при помощи уменьшения количества калорий, которое будет контролироваться учеными. Это поможет детям улучшить здоровье и снизит их рост. Однако не стоит ограничивать в калориях беременных женщин и детей, не достигших двухлетнего возраста. Дети будут находиться под наблюдением врачей, чтобы в случае необходимости можно было увеличить калорийность пищи».

Для того чтобы вырастить животных меньшего размера, был разработан специальный рацион, который обеспечивал достаточное количество питательных веществ. Эти животные намного более здоровые, у них с возрастом не ухудшается психическая функция и продолжительность жизни больше.

Если мы не изменим ситуацию, последствия будут ужасны. В отчете сказано, что увеличение роста и веса людей угрожающе повлияет на ресурсы. Так, для США 20%-ное увеличение роста населения означает дополнительные 130 миллионов тонн продуктов питания, которые потребуются для того, чтобы прокормить этот высокий народ. Высоким людям понадобится дополнительно около 180 миллионов акров* земли и более 86 триллионов галлонов** чистой воды в год. Кроме того, им потребуются машины и здания большего размера, для чего в свою очередь понадобится 1,2 миллиарда тонн природных ресурсов: алюминия, угля и цемента. Количество энергии, которое при этом будет нужно, — 40 квадриллионов*** британских тепловых единиц****. И на 20% более высокое американское население будет выдыхать дополнительные 3 миллиарда тонн углекислого газа, который в свою очередь является одной из основных причин глобального потепления. Кроме всего этого они будут производить около 80 миллионов тонн мусора.

«Если мы позволим нашей цивилизации сохранить высокий рост, практически все подорожает. Нам понадобится больше энергии, воды, разнообразных материалов, зданий, транспорта, еды, лекарств, медицинской помощи. Производство, доставка и складирование всего необходимого для жизнедеятельности людей станет дороже. Обычный перелет в пределах континента будет стоить на 33 тысячи долларов больше, потому что только небольшое количество людей сможет уместиться в современный самолет».

По мнению ученых, низкий рост полезен, так как низкорослые люди будут меньше загрязнять окружающую среду. Это также обеспечит здоровье и долголетие благодаря улучшению питания. Улучшится психическое здоровье, так как больше не будет предубеждения по поводу роста. А что самое главное — над нами не будет висеть дамоклов меч вымирания в ближайшем будущем.

Исследователи говорят: «Мы надеемся, что благодаря представленным материалам ученые и политики обратят внимание на то, как увеличение роста влияет на уровень и качество жизни и на способность человечества выжить».

---

* 1 акр = 0,4 гектара. — *Примеч. ред.*

** Галлон — английская мера жидких и сыпучих тел, равная 4,55 литра. — *Примеч. пер.*

*** Квадриллион = 10^{15}. — *Примеч. пер.*

**** Британская тепловая единица, равная 252 калориям. — *Примеч. ред.*

Дату смерти можно вычислить

НЕИЗБЕЖНА В ЖИЗНИ ТОЛЬКО смерть. Но то, как скоро она наступит, зависит от ваших индивидуальных особенностей, страны и расы. Так, в Ботсване средняя продолжительность жизни 35 лет, в то время как в плодородной и богатой Андорре доживают до 80 лет и более. Кроме того, продолжительность жизни различается даже в пределах одной страны у людей одной расы и культуры. Например, в Соединенном Королевстве продолжительность жизни варьируется от 70 до 80 лет, тем не менее некоторые доживают и до 90, в то время как другие с трудом дотягивают до пенсионного возраста.

От чего зависит дата нашей смерти: она обусловлена генами или это просто удача? А если существует определенная дата смерти для каждого человека, то как ее вычислить?

По мнению ученых из японского Университета Гифу, дату смерти можно вычислить, и формула расчетов удивительно проста. Это сумма лет жизни ближайших родственников, или число TIAL. Все, что вам потребуется сделать, — сложить возраст, в котором умерли ваши шесть старших родственников: отец, мать и дедушка с бабушкой по отцовской и материнской линии. Затем разделить полученную сумму на 6.

Это позволит определить примерную продолжительность вашей жизни. Однако, несмотря на то что эта дата заложена в вашей ДНК, на продолжительность вашей жизни влияет то, как вы живете. Выкуривайте по 50 сигарет в день — и все ваши надежды на долголетие улетучатся вместе с табачным дымом! Более того, вы снизите продолжительность жизни всех последующих поколений вашей семьи. Если же вы будете хорошо питаться, регулярно делать зарядку и избегать неприятных людей, занятий и действий, вы проживете намного дольше.

Для того чтобы проверить, верна ли эта теория, ученые подсчитали сумму возрастов родственников выдающихся ученых: Чарльза Дарвина, Альберта Эйнштейна и Ирен Жолио-Кюри.

Получились следующие цифры: у Эйнштейна — 390, у Дарвина — 378, а у Кюри — 372. Это значительно ниже, чем у Жанны Кальман (477), француженки, которая в 1997 году умерла в возрасте 122 лет и 164 дней.

В отчете говорится, что, поскольку Эйнштейн и Дарвин прожили дольше, чем получилось в расчетах, примерно на 14%, продолжительность их жизней — результат благоприятного окружения. Отец же Ирен Кюри погиб в результате несчастного случая в возрасте 46 лет, а ее мать скончалась в возрасте 66 лет из-за чрезмерного радиоактивного излучения в лаборатории. Таким образом, число TIAL Ирен — 62 года. Однако умерла она на 4 года раньше, в возрасте 58 лет, как и ее мать, из-за радиации.

Итак, число TIAL — это возраст, в котором вы предположительно умрете, если будете вести нормальный образ жизни. Живите хорошо — и вы выиграете пару лет, потворствуйте вредным привычкам — и вы их проиграете.

«Число TIAL легко и просто подсчитать. Благодаря ему любой, кто интересуется продолжительностью своей жизни, сможет узнать предположительную дату своей смерти», — отмечается в отчете.

Нарушение суточного биоритма приводит к психическим заболеваниям

ТЫСЯЧИ ЛЮДЕЙ КАЖДЫЙ ДЕНЬ СТРАДАЮТ из-за нарушения суточного биоритма. Бессонница, усталость, снижение концентрации внимания, расстройство пищеварения, проблемы с памятью, раздражительность и утомление — все это симптомы, сопровождающие перелеты, во время которых пересекается три и более часовых пояса, особенно если вы летите на восток.

Нарушение суточного биоритма происходит из-за нарушения циркадного ритма (это «часы» вашего организма, которые отвечают за время вашего сна и приема пищи). У большинства людей эти симптомы проходят через пару часов или в течение нескольких дней. Но так ли это?

Исследователи из Еврейского университета и Медицинского колледжа Хадасса в Иерусалиме обнаружили, что у нарушения суточного биоритма есть еще одна зловещая особенность. По их мнению, возможная взаимосвязь нарушения суточного биоритма и психических расстройств недооценивается. Исследователи настаивают на том, что оно может привести к уже существующим или новым видам аффективного расстройства, которое включает депрессию, тревожное расстройство, приступы паники и разнообразные фобии. Более того, все это может перерасти в шизофрению.

Исследователи утверждают: «Есть серьезные основания считать, что аффективные расстройства связаны с нарушением суточного биоритма. Можно предположить, что у некоторых людей нарушение суточного биоритма вызывает обострение аффективных расстройств. Мы считаем также, что, возможно, оно влечет за собой душевное расстройство и даже шизофрению».

Исследователи отмечают также, что во время длительных авиаперелетов были зафиксированы случаи душевных расстройств, например, кратковременная параноидальная реакция, которая возникает из-за изменения окружения, присутствия незнакомцев и чувства изолированности.

В международном аэропорту Кеннеди изучали поведение 359 пассажиров. Примерно у 38% были обнаружены симптомы параноидальной шизофрении, а у остальных — маниакально-депрессивного психоза, неврозов и психопатические реакции. Последующие исследования показали различия в тяжести депрессивных проявлений у путешествующих на запад и на восток.

Совершенно непонятно, каким образом нарушение суточного биоритма провоцирует психические заболевания, но ясно одно: все дело в мелатонине.

Мелатонин выделяется эпифизом, который расположен в головном мозге. Он играет ключевую роль в регулировании циркадного ритма и дает организму понять, когда следует спать, а когда бодрствовать. Синтетическую форму мелатонина используют во многих странах в качестве добавок, для того чтобы восстановить суточный биоритм.

Ученые считают, что нарушение циркадного ритма и выделения мелатонина в организме связаны со множеством психических расстройств. Они ссылаются на исследования, в ходе которых было обнаружено, что нарушение выделения мелатонина может быть напрямую связано с развитием шизофрении. Кроме того, доказано, что нарушение сна влияет на выделение мелатонина и может вызвать маниакально-депрессивный синдром.

«В связи с тем что с каждым годом число авиапассажиров увеличивается, а среди них немало психически неуравновешенных людей, необходимо провести исследования, которые подтвердят эту теорию, — говорят исследователи. — Клинические отчеты указывают на то, что нарушение суточного биоритма — возможная причина обострения аффективных расстройств и проявления эмоциональной нестабильности у людей, к этому предрасположенных».

2

ПОДБОРОДКИ, ПИВНОЕ БРЮШКО И УШНАЯ СЕРА

Почему люди не покрыты шерстью

МНОГИЕ ГОДЫ УЧЕНЫЕ пытаются понять, почему человек, единственный из приматов, не покрыт теплым защитным слоем шерсти. Большинство теорий склоняется к тому, что потеря волосяного покрова в процессе эволюции — это способ выявить наиболее приспособленных. Отсутствие шерсти делало человека наиболее приспособленным к теплому солнечному климату Африки. Джудит Рич Харрис из Нью-Джерси обращает внимание на то, что другим млекопитающим того же размера (бабуинам, шимпанзе, гориллам, газелям и леопардам) удалось выжить в Африке и сохранить свою шерсть.

Харрис утверждает, что потеря волосяного покрова — это не результат процесса естественного отбора, а результат родительского отбора. Дети, которые рождались покрытыми шерстью, впоследствии были убиты своими же родителями. Это привело к вырождению гена или генов, ответственных за волосатость.

Доказано, что детоубийство было способом контроля деторождения в доисторическом обществе. Таким образом, решая, стоит ли оставлять жизнь новорожденному, родители влияли на всю дальнейшую эволюцию человечества. Харрис утверждает, что только современный человек и, возможно, его ближайшие предки лишены шерсти. В отличие от них *Homo erectus* и неандертальцы были покрыты шерстью, как и любые другие приматы. Более того, неандертальцы просто не смогли бы выжить в ледниковый период без густого волосяного покрова.

По мнению Харрис, другая сила — культура — управляла естественным отбором. Современные люди из желания дистанцироваться от волосатых животных пустили слух, что люди — это существа без шерсти, а все, кто покрыт мехом, животные и хищники.

Эта идея напоминает фразу Оруэлла: «Отсутствие волос — хорошо, волосатость — плохо». Однако эта идея стала частью культуры. Родительский отбор быстро справился с волосатостью. Вот что говорит Джудит Харрис: «Слишком волосатый ребенок вызывал отвращение. По всей видимости, его убивали или бросали сразу же после рождения. Ген волосатости был смертоносным».

Гены эти действительно существуют, заявляет Харрис, ссылаясь на редкие случаи наследственного общего гипертрихоза, который вызывает чрезмерную волосатость. Она утверждает, что, скорее всего, в нашем организме до сих пор дремлет ген волосатости. Гипотеза Харрис не только объясняет отсутствие обильного волосяного покрова на теле человека — она также помогает понять причину внезапного вымирания неандертальцев. Так как они были покрыты шерстью, безволосые люди принимали их за хищников.

«Если моя теория верна и неандертальцы были действительно покрыты шерстью, так же как и остальные млекопитающие, становится понятным, почему этот вид вымер сразу же после появления *Homo sapiens.* В понимании голодных людей неандертальцы ничем не отличались от других животных», — утверждает Джудит Харрис.

«Я считаю, что неандертальцы исчезли с просторов Европы и Азии по той же причине, что и мамонты, — мы их съели. Мы выиграли в битве за обладание этими землями. Это была война между двумя видами плотоядных существ, и мы победили благодаря уму и лучшим орудиям охоты. Мы, в отличие от них, живы, потому что это мы хищники, а не они».

Назначение ушной серы

В СООТВЕТСТВИИ С ТЕОРИЕЙ «ВОДНЫХ ПРИМАТОВ» наши предки когда-то жили в воде. Авторы данной теории считают, что именно по этой причине люди — это единственные наземные млекопитающие, которые сознательно контролируют свое дыхание. Это же характерно для околоводных млекопитающих, которые делают вдох перед погружением.

На протяжении многих лет эту теорию называли ненаучной, слишком неясной и даже смешной. Однако исследователи из Бельгии обнаружили у современных людей множество рудиментарных атрибутов, которые подтверждают эту теорию. Так, наши носы идеально подходят для того, чтобы не пропускать воду в легкие во время плавания, а волосы просто созданы для плавания. К тому же, почему в нашем организме больше жировых клеток, чем у любого животного такого же размера? Может быть, это атавизм морского прошлого?

Более того, по мнению ученых, очень многие наши болезни и недуги зародились еще во времена водного или полуводного существования наших предков. Это апноэ*, прыщи, облысение, перхоть, ринофима**, миопия и остеоартроз.

Возьмем, например, артрит и варикозные вены. Рано или поздно практически каждый из нас столкнется с дегенеративными заболеваниями суставов, или остеоартрозом. И каждый третий взрослый страдает варикозным расширением вен. Возможно ли, что это не было свойственно нашим предкам, а мы страдаем от этого, так как больше не подвергаемся воздействию давления воды?

А если взять астму? Ее нет у приматов. Но у тюленей во время погружения сужаются бронхи, а у млекопитающих, которые ныряют на большую глубину, во время погружения бронхи полностью закрываются.

Уделим внимание и близорукости. У человека, страдающего миопией, глазное яблоко вытянуто, и на первый взгляд это не может быть полезно. Но, по мнению ученых, при ближайшем рассмотрении это указывает на морское прошлое. Киты, тюлени, пингвины — все они близоруки на суше, потому что особая зоркость им требуется в воде. Может быть, миопия — это своего рода попытка адаптироваться к преломляющей способности воды.

Даже полнота связана с жизнью в водной среде в делеком прошлом. Исследователи говорят, что все морские млекопитающие

---

* Апноэ — временная остановка дыхания во сне вследствие обеднения крови углекислым газом. — *Примеч. ред.*

** Ринофима — разрастание сальных желез и сосудов кончика и крыльев носа. — *Примеч. ред.*

тучные, а обитатели пресных вод менее склонны к накоплению жира, потому что жир выталкивается водой.

И, кроме всего прочего, есть ушная сера. Она впитывает влагу, разбухая и закупоривая ушной канал. Таким образом, когда далекий предок человека погружался в воду, ушная сера закупоривала ушные каналы и защищала от инфекций. Однако это не мешало ему слышать, потому что сера проводит звуковые волны.

«Такое изобилие признаков водного прошлого и характерных болезней у человека указывает на то, что в нашем эволюционном развитии был период водного существования, — говорится в отчете. — Предки *Homo erectus* не более 2 миллионов лет назад были водными обитателями».

Способность слышать голоса может спасти жизнь

ЖИТЕЛЬНИЦЕ ЛОНДОНА, ДОМОХОЗЯЙКЕ, было немногим больше 30, когда она начала слышать голоса. Она не была душевнобольной. И это был не голос ангела или демона. То, что до нее пытались донести, не носило религиозного или философского характера. На самом деле говорилось одно и то же: «Сделай томографию головного мозга».

Женщина обратилась за помощью к психиатру, ей выписали антидепрессанты. Голос затих, но спустя какое-то время он вновь напомнил о себе, и она слышала его так же ясно, как прежде. Через несколько месяцев, в основном чтобы успокоить себя, она сделала томографию головного мозга.

К удивлению врачей, у нее нашли менингиому — опухоль защитной оболочки головного и спинного мозга. Она была более 2,5 см в диаметре. Впоследствии хирург ее удалил.

После операции, когда женщина пришла в себя от наркоза, она снова услышала голос. В последний раз. На этот раз она услышала другое. Голос просто сказал: «Прощай». Больше она его не слышала.

Подобные этому паранормальные явления нельзя объяснить с научной точки зрения, но они часто описываются в медицинской литературе. Большинство людей верит как минимум в одно из таких явлений. Телепатия и экстрасенсорное восприятие популярнее всего.

Есть ли смысл в некоторых паранормальных утверждениях? Мы смеемся над ними только потому, что им все еще нет научного объяснения? Вспомните, как насмехались над теми, кто утверждал, что Земля круглая и не является центром мироздания; они даже подвергались гонениям.

Роберт Бобров, сотрудник кафедры семейной медицины и медико-санитарных дисциплин Университета Стони Брук в Нью-Йорке, изучал паранормальные явления, о которых писали в основном специалисты в медицинской литературе. Среди них были колдовство, лечение на расстоянии, массовые галлюцинации, точное предсказание собственной смерти, ликантропия (когда человек думает, что он волк), описание случаев, когда люди, находясь под гипнозом, говорили на неизвестных им иностранных языках, и множество случаев, когда дети рассказывали о неизвестных мертвецах. И каждый раз врач не мог дать научного объяснения случившемуся. Возьмем, например, случай колдовства. 28-летней американке филиппинского происхождения был поставлен диагноз: туберкулезная волчанка. Она не захотела принимать выписанное ей огромное количество медикаментов и уехала в деревню, где родилась. Местный шаман снял с нее проклятие, которое наложил один из отвергнутых поклонников, и через 3 недели она вернулась домой совершенно здоровой.

Бобров считает, что в этом случае важно избавиться от предубеждения: «Если уже существующие парадигмы не могут объяснить эти явления, это не значит, что следует отрицать их существование. Это говорит о том, что необходимы дальнейшие исследования. Мы согласились, что Земля круглая. Хотя до этого, на протяжении целой эры, считалось, что она плоская. Мы привыкли к телевидению, радио и сотовым телефонам. Изображение и звук трансформируются в электромагнитные волны, которые перемещаются в пространстве со скоростью света, а затем фокусируются и воспроизводятся. Но мы не можем допустить и принять то, что мысли могут передаваться от одного мозга к другому, так как это не доказано физикой. Еще 150 лет назад современные технологии были непостижимыми и шокирующими. Так почему же мы наивно полагаем, что уже все знаем?»

Для чего нужен подбородок

ОНИ БЫВАЮТ РАЗНЫХ ВИДОВ, форм и размеров — одни больше, другие меньше. У одних людей они выступают вперед, в то время как у других их почти нет, у одних они с ямочкой, у других — с прыщиком. Подбородок — это универсальная черта современного человека.

Зачем же он нужен? У кроманьонцев и неандертальцев не было подбородка. Он появился только у *Homo sapiens.* Так каково же эволюционное назначение подбородка? У всего есть свое назначение: у ушей, носа, глаз, губ, даже у бровей и ресниц. А подбородок — зачем он нужен?

До настоящего времени существовали две основные теории. В соответствии с первой, у подбородка вообще нет никакого назначения. Просто он появился, это своего рода метка. Согласно второй теории подбородок помогает пережевывать пищу. Недостаток этой теории заключается в том, что подбородок возник в то время, когда зубы все реже использовались для пережевывания грубой пищи.

Для того чтобы выработать собственную теорию, дантисты из Университета Отаго, который находится в новозеландском Данидине, сконструировали несколько трехмерных моделей нижней челюсти — с подбородком и без него. После этого они всесторонне изучили ежедневные движения и положения челюсти. Чтобы понять, что в ходе эволюции привело к появлению подбородка, были изучены нагрузки, которым подвергаются мышцы и кости. Выяснилось, что когда язык находится под углом 45° в челюсти без подбородка, в том месте, где он должен быть, наблюдается чрезмерное напряжение и натяжение.

Общеизвестно, что под давлением кости меняют форму. Вполне вероятно, что подбородок сформировался под воздействием постоянного давления языка. Но что же есть в языке современного человека, чего не было у его предков? Ведь у всех были языки, что же особенного было в языке *Homo sapiens*? Ответ прост: они умели говорить.

По мнению ученых, наши предки научились говорить 50 тысяч лет назад. Это время совпадает со временем появления подбородка. Речь повлекла за собой новые движения губ и языка, что в свою очередь привело к натяжению и напряжению рта и челюсти. А это, как считают ученые, и вызвало деформацию костей и образование подбородка.

Язык очень быстро двигается, когда мы говорим, — это вызвало сильное напряжение в той зоне, где сейчас находится подбородок.

«Мы считаем, что именно речь (а не пережевывание пищи) привела к возникновению подбородка у современных людей, — говорят исследователи. — Мы предполагаем, что энергичные повторяющиеся движения языка, которые требовались для нового вида общения при помощи речи, привели к образованию подбородка. Все это свидетельствует о правильности теории возникновения подбородка под воздействием человеческой речи».

Чувство юмора помогает выжить

ВСЕ ЛЮДИ ОБЛАДАЮТ чувством юмора. Кому-то это присуще в большей мере, чем другим, кто-то быстрее соображает, кто-то медленнее, но все мы ему не чужды. Почему? Нет никаких доказательств, что кто-либо, кроме нас, обладает чувством юмора. Как же мы этого добились и почему это так приятно?

Должно быть, юмор появился на ранней стадии развития человечества, потому что он присущ любой культуре и любой этнической группе. Если это действительно так, то он просто был обязан способствовать выживанию.

Любой другой, доставляющий нам массу удовольствия, процесс — например, принятие пищи или секс — можно объяснить с этой точки зрения. Тот, кто не получал наслаждения от еды и секса, не производил потомства и не передавал свои гены по наследству. Тем не менее нет такого же ясного объяснения пользы юмора. Или все же есть?

То, что кажется нам смешным, говорится в отчете, это не что иное, как наша способность заглянуть в разум другого, когда он понимает, что то, что произошло, смешно. В доисторические времена у того, кто обладал лучшим чувством юмора, было больше шансов выжить и стать вожаком.

«Юмор — это наша способность увидеть и понять чьи-либо действия в изменившейся ситуации. Настоящий источник веселья возникает, когда мы способны проникнуть в разум существа, которое находится в ситуации столкновения между восприятием и новой реальностью. В соответствии с теорией телепатии, то, что нас смешит, — это колесики, которые крутятся в чужой голове. Юмор — это способность оценить по достоинству то, как рассудок справляется с новыми обстоятельствами».

Способность читать чужие мысли, сообщается в отчете, очень пригодилась бы древним людям. Благодаря ей люди с хорошим чувством юмора подстегивали бы остальных.

Исследования показали, что люди с чувством юмора более общительны. Люди, занимающие невысокое общественное положение, могут выдвинуться, распознав и высмеяв характерные черты лидера. Все мы видели, что вытворяет шутник-школьник в классе.

В отчете утверждается: «Те из наших предков, кто умел предугадать мысли своих соплеменников и получал удовольствие от их интерпретации, добивался наибольшей власти. Эта сила превратилась в огромное преимущество. Мы пришли к выводу: чувство юмора получило такое распространение среди людей благодаря тому конкурентному преимуществу, которое оно давало даже тем, у кого его, казалось бы, не было».

Дети тянут все в рот, чтобы не было астмы

ПЕРВЫЕ ДВА-ТРИ ГОДА СВОЕЙ ЖИЗНИ дети тянут в рот все подряд.

Первые 12 месяцев жизни дети тащат в рот все, что попадает им в поле зрения. Почему это происходит, не совсем ясно. В ходе эволюции эта черта должна была искорениться, потому что она не дает никаких преимуществ, а имеет только недостатки. Например, в США от 1 до 18 младенцев из 100 тысяч умирают каждый год из-за отравлений, а четверо из 100 тысяч умирают, подавившись инородными предметами.

Однако, поскольку эта черта не пропала, она должна была приносить какую-то пользу, которая перевешивает все ее недостатки. Естественный отбор позволил ей выжить, возможно, потому, что такая привычка неизбежно связана с другими, полезными. А может, она имеет тайный смысл, которого мы еще не знаем, но который своей ценностью перекрывает все неприятности, причиняемые ею.

Нет ничего удивительного, что Зигмунд Фрейд считал, что цель этой привычки — получение чувственного удовольствия, потому что рот — это основной участник акта питания. Отсюда вытекает широко известная идея, что дети, засовывая в рот все подряд, таким образом познают окружающую среду. Тем не менее критики считают, что данный способ слишком опасен. Они говорят, что младенцы и дети ясельного возраста используют и другие способы познания окружающего мира, и эти способы гораздо безопаснее.

Антропологи из Калифорнийского университета выдвинули другую гипотезу. По их мнению, то, что дети все тянут в рот, имеет очень большое значение. Возможно, это их защищает от таких заболеваний, как астма и ревматический полиартрит.

Иммунная система продолжает развиваться и после рождения ребенка. Суть заключается в том, что, засовывая в рот разнообразные предметы, ребенок таким образом знакомит свою иммунную систему с полезными и вредными бактериями. И все это происходит во время грудного вскармливания, когда материнское молоко надежно защищает ребенка от всего действительно вредного и опасного.

Дети настраивают и заставляют работать свою иммунную систему посредством разнообразных ядовитых веществ, микробов и бактерий, сплошь покрывающих предметы, которые они тянут в рот. В случае же неудачи развивается аллергия, астма или какое-либо другое аутоиммунное нарушение.

Важно, чтобы этот процесс закончился с завершением кормления грудью. Хорошо известно, что материнское молоко — лучшая защита для организма ребенка, оно снижает риск возникновения пневмонии, диареи или ушных инфекций. У сирот, у которых не было кормилицы, уровень смертности намного выше.

«Мы считаем, что привычка детей тянуть в рот все подряд помогает им приспособить свой желудочно-кишечный тракт к антигенам и бактериям окружающей среды за то время, пока они находятся под защитой материнского молока, — утверждают исследователи. — У иммунной системы есть особый критический период, в течение которого новорожденные дети отлаживают ее функционирование при помощи инородных предметов, которые их окружают. Ошибка в этом процессе и выбор неправильных веществ могут дорого обойтись, они могут повлечь за собой астму, аллергию или аутоиммунное нарушение. Несмотря на то что эти заболевания распространены в западном обществе, изменение отношения к гигиене в развивающихся странах может сыграть с ними злую шутку и повысить уровень заболеваемости».

Брюшко защищает мужчин в старости

СКОЛЬКО БЫ ВЫ НИ СИДЕЛИ НА ДИЕТЕ, как бы часто ни делали зарядку и в какой бы хорошей форме ни были, как только вам стукнет 30, килограммы начнут атаковать вас.

Если не принимать в расчет эпидемию ожирения последних лет, подростки могут есть все подряд и абсолютно не толстеть, независимо от того, делают они зарядку или нет. Начиная с 20 лет жители Запада становятся шире и толще, прибавляя по 3—5 кг каждые 10 лет. Это продолжается до 50-летия. В этом возрасте весы показывают в среднем 10—15 кг лишнего веса. После 60 лет толстеют реже.

Несмотря на то что существует множество гипотез, до сих пор никто не может объяснить причины избыточного веса, свойственного жителям всех западных стран.

Некоторые авторы считают, что это происходит из-за снижения активности; становясь старше, люди начинают больше есть и пить. Однако исследователи из израильского Детского медицинского центра имени Шнайдера утверждают, что все можно объяснить с помощью теории «молодого охотника», как они ее называют. Ученые полагают, что лишний вес, который появляется с возрастом, помогает выжить. Мышцы молодых охотников со временем превращаются в жировые отложения, помогающие выжить слабым старикам, которые не могут больше охотиться.

В доисторические времена добытчики пропитания — охотники — должны были быть очень мускулистыми, это помогало им справиться с тяготами длительной, сложной, а порой и очень опасной охоты. На то, чтобы нарастить необходимый объем мускулов, расходовалась вся энергия организма и весь запас жира.

Однако когда мужчина прекращал охотиться, в его организме менялся обмен веществ: вместо того чтобы сгорать, энергия начинала накапливаться в ожидании старости. На самом деле после 30 лет наблюдается 30-процентное снижение тонуса мышц и постепенное наращивание жировых отложений, в основном в центральной части туловища.

По мнению израильских исследователей, мышечный тонус утрачивается, потому что топливо, которое раньше шло на поддержание мускулов, теперь откладывается в виде жира. Это помогало тем, кто прекратил охотиться, дожить до старости. Возможно, назначение этих отложений — позволить бывшему охотнику пожить достаточно времени и увидеть внуков. Это объясняет, почему после 60 лет мужчины прекращают толстеть. Когда им исполнится столько лет, их дети уже не будут от них зависеть.

«Кажется, то, что люди набирают вес на протяжении всей своей взрослой жизни, имеет корни в прошлом, в биологических и культурных особенностях людей, — говорят исследователи. — Лишний вес восполняет снижение мышечной массы и помогает продлить жизнь. Наша гипотеза основана на предположении, что лишний вес способствует сохранению энергии, необходимой для обмена веществ в старости. Снижение активности приводит к потере мышечного тонуса с возрастом».

Почему «моржи» не дрожат

МЫ ВСЕ ИХ ВИДЕЛИ. В то время как мы едим и пьем на Рождество и Новый год, они по шею погружаются в холодную воду, чтобы искупаться первый раз в году.

Многие из них уже не первой молодости. Более того, большинство находится в том возрасте, когда наиболее вероятны сердечные заболевания. Как же они это делают? В чем заключается секрет «моржей»?

Для большинства из нас плавание означает отпуск, гостиницу, солнечный курорт, теплую воду и море удовольствий. Но некоторые предпочитают регулярное плавание в холодной воде. А постоянно растущее сообщество членов клубов «моржей» в северных широтах верит, что это помогает им оставаться здоровыми и энергичными.

Обычное плавание, несомненно, очень полезно. Оно помогает поддерживать тонус сердечно-сосудистой системы и мышц. Кроме того, доказано, что мы сжигаем около 3 калорий на каждые 500 г веса, если проплываем около полутора километров, т.е. если вы весите 68 кг, вы сбросите около 900 калорий за один час интенсивного плавания.

Однако, в то время как сравнительно теплая вода полезна любому, холодная вода некоторым людям может принести вред.

По данным исследований, проведенных в Греции Университетом Иоаннины, каждый год в Британии из-за плавания в холодной воде умирает от 400 до 1000 человек. Основная причина смерти — болезни сердца, главным образом инфаркт.

Погружение в холодную воду вызывает мгновенные, долго не проходящие физические изменения: ускоряется обмен веществ, начинается озноб и термогенез, т.е. благодаря сокращениям мышц, из-за которых мы дрожим, образуется тепло. Если же этого не происходит, то получасовое нахождение на холоде приведет к переохлаждению.

По мнению исследователей, секрет «моржей» заключается в том, что они не только привыкают к холодной воде, они практически «расцветают» в ней. Регулярное погружение в холодную воду, говорится в отчете, вызывает привыкание к низким температурам. В ответ на холод в организмах нетренированных людей процесс обмена веществ ускоряется на короткое время. А у «моржей» обмен веществ ускоряется после погружения и продолжает ускоряться до конца плавания.

Согласно одной из гипотез, защитная система организма «моржей» реагирует на внутреннюю температуру, а не на температуру кожи, а это значит, что им не надо дрожать, чтобы сохранить тепло. Кроме того, исследования показали, что у «моржей» снижается кровоток во время плавания, что в свою очередь действует как теплоизоляция. В отчете говорится: «“Моржи” адаптируются и психологически, что делает их более устойчивыми к холодовым раздражителям».

На этом преимущества регулярного зимнего купания нс заканчиваются. По данным исследователей, это благотворно влияет на здоровье. Были, например, случаи, когда постоянное зимнее купание оказывало благотворное воздействие на уровень инсулина, который влияет на сердечные заболевания. Помимо этого оно повышает уровень антиоксидантов в организме и укрепляет иммунитет. Другие исследования показали, что регулярное купание зимой на 40% снижает риск возникновения заболеваний дыхательных путей.

«Плавание оказывает благотворное влияние на организм. Зимнее плавание в ледяной воде обычно связывается с индивидуальными психологическими изменениями и может быть опасно для большинства людей, — сказано в отчете. — Тем не менее, если организм постоянно подвергается воздействию холодовых раздражителей, он становится более устойчив к холоду благодаря ряду механизмов. Есть основания считать, что эти механизмы, помимо всего прочего, защищают организм "моржа"от множества заболеваний».

По длине пальцев можно спрогнозировать болезнь

ВНИМАТЕЛЬНО ПОСМОТРИТЕ НА СВОИ РУКИ. Ваш безымянный палец длинней или короче указательного? Или их длина одинакова?

Это не бессмысленный вопрос. Ответ на него поможет вам понять, какие болезни у вас есть и какова продолжительность вашей жизни.

Уже давно известно, что у мужчин и женщин различаются указательный и безымянный пальцы на руках. У мужчин обычно безымянные пальцы длиннее указательных, а у женщин наоборот.

По мнению ученых, это не случайно. Тому, что длина пальцев у мужчин и женщин различна, должно быть объяснение. Ответ кроется в том, что пальцы — это своего рода показатель гормонального воздействия на плод, когда он находился в материнской утробе. Это информация о том, что происходило с ним в первые, самые важные три месяца, какие гормоны влияли на эмбрион в самом начале его жизни, когда формировались мозг, сердце и остальные органы будущего человека.

Достаточно длинный безымянный палец указывает на то, что на эмбрион большее влияние оказывал мужской гормон тестостерон, а сравнительно длинный указательный палец — знак воздействия эстрогена. Смесь гормонов повлияла на развитие всего организма, а не только на развитие пальцев. Если безымянный палец длиннее, значит, все органы, которые развивались одновременно с ним, были подвергнуты воздействию тестостерона. Это означает, говорят исследователи, что соотношение этих двух пальцев можно использовать для определения болезней на протяжении жизни, так же как и для определения основных черт характера.

«Пренатальный уровень тестостерона и эстрогена взаимосвязан с бесплодностью, аутизмом, дислексией, мигренью, заиканием, иммунопатологией, инфарктом миокарда и раком груди. Мы считаем, что соотношение длины указательного и безымянного пальцев предсказывает эти заболевания, таким образом этот показатель можно использовать для их диагностики. Кроме того, в раннем возрасте можно предотвратить заболевание или облегчить его течение», — говорят ученые.

Другие исследования выявили, что соотношение длины указательного и безымянного пальцев определяет спортивность, агрессивность, количество сексуальных партнеров, замкнутость и предрасположенность к депрессии. Более того, оно связано с гиперактивностью.

«Высокий уровень тестостерона у плода, на который указывает соотношение пальцев, вызывает множество поведенческих проблем, приступы гнева, гиперактивность. Из-за этого дети дерутся с другими детьми, задирают остальных, легко отвлекаются и т. д. Это проявляется и у девочек, и у мальчиков. Кроме того, это снижает их общественное поведение, приводит к тому, что их не заботят чувства остальных и они не стремятся помочь другим в беде», — считает профессор Джон Маннинг, занимающийся проблемами эволюционной психологии в Университете Центрального Ланкашира.

Если у женщины указательный палец длиннее безымянного, она плодовита, не упряма, спокойна, не любит рисковать и не подвержена раку груди. Женщины, у которых мужское соотношение пальцев, могут быть бесплодными, они упрямы, любят рисковать, они могут быть лесбиянками.

Если у мужчины правильное соотношение пальцев, т. е. безымянный палец длиннее указательного, это означает, что он плодовит, хороший бегун и футболист, замкнут, не разговорчив, агрессивен и имеет математические способности. Мужчины же с женским соотношением пальцев чаще всего хорошие танцоры, они менее плодовиты, у них развита речь, они не спортивны и плохо ориентируются, они умны и склонны к депрессии.

Примечание: соотношение пальцев можно вычислить, поделив длину указательного пальца на длину безымянного. Если длина их одинакова, соотношение равно единице. Если безымянный палец длиннее, то пропорция меньше единицы. У мужчин в основном безымянный палец длиннее указательного.

Артрит — цена здоровья ваших предков

«ЧЕРНАЯ СМЕРТЬ» (чума) уносила жизни в Средние века; в XIX и XX веках ей на смену пришла чахотка (туберкулез). В то время каждая четвертая смерть в Западной Европе и США была вызвана туберкулезом. За последние 200 лет миллионы мужчин, женщин и детей скончались от этой болезни.

Согласно эволюционной теории туберкулез считается одним из способов естественного отбора. Генетическая мутация увеличивала возможности выживания и противостояния заболеванию, поэтому эти гены имели шансы выжить, а те, кто ими обладал, имели больше шансов найти себе пару.

Однако в большинстве случаев их потомки должны были заплатить за это. Например, ген, который помогает справиться с холерой и диареей, может стать причиной кистозного фиброза.

В своем отчете Джеймс Мобли из научно-исследовательской организации «Пфайзер» говорит о поразительной взаимосвязи между смертностью от туберкулеза в период 1780—1900 гг. и ревматическим артритом сегодня.

В наши дни по частоте заболеваемости артритом лидируют коренные американцы. Она составляет 5—7%. В 1886 году уровень смертности от туберкулеза у коренного населения составлял 9%, это самый высокий уровень из отмеченных когда-либо. Похожее наблюдалось и в других странах. У некоренных жителей Северной Америки и европейцев частота заболеваемости артритом составляет 0,5 и 1,5% соответственно. В Англии уровень смертности от туберкулеза был 1,2% в 1780 году, а в Северной Америке — 1,6% в 1800 году. В Африке низкий уровень заболеваемости артритом — 0,1%, а в XIX и начале XX века не было отмечено случаев заболевания туберкулезом в пустынных районах Африки.

«Заболеваемость артритом в наши дни удивительно напоминает эпидемию туберкулеза 100—200 лет назад. Это позволяет предположить влияние генетических факторов: они помогли побороть туберкулез, но сейчас приводят к артриту», — говорит Мобли.

Хорошо, но если существует связь, то какая?

Скорее всего, за все отвечает окись азота. Известно, что она повышает сопротивляемость к туберкулезу. Синтезированная окись азота используется для лечения больных. Вполне естественно, что все, у кого благодаря генетической мутации в организме повысилось содержание окиси азота, выжили во время эпидемии. Если между этими двумя заболеваниями есть связь, гены, защищающие от туберкулеза, в большом количестве должны содержаться в организме больных артритом.

Это может быть причиной заболевания. Последние достижения в области генетики показали, что некоторые гены, ответственные за появление артрита, кроме этого связаны с иммунитетом к туберкулезу, в том числе и с фактором некроза опухолей*.

«Совокупность генов в человеческом организме сформировалась под воздействием борьбы с различными инфекционными

---

* Фактор некроза опухолей — термин получил название по своему основному биологическому эффекту — способности оказывать цитологическое (разрушительное) действие на опухолевую клетку in vivo (т. е. внутри клетки) — *Примеч. пер.*

микроорганизмами. Мутации, которые помогли нашим предкам выжить во время чумы и других эпидемий, в дальнейшем отразились на их потомках. Практически всегда потомки вынуждены платить за то, что их предки смогли выжить, — говорится в отчете. — Это позволяет предположить, что артрит и другие аутоиммунные заболевания — результат эпидемии туберкулеза в недавнем прошлом».

Тошнота полезна

ЭТО СЛУЧАЛОСЬ СО ВСЕМИ, каждый когда-либо испытывал физическое отвращение по той или иной причине. Протухшее мясо, крысы, кислое молоко, рвотная масса, собачьи испражнения, пресмыкающиеся и многое другое — все это может вызвать чувство отвращения и даже тошноту.

Почему же это с нами происходит? Если все привычки и особенности, приобретенные человечеством за последние несколько тысяч лет, чем-то полезны, то в чем смысл рвоты? Зачем она нужна?

Ответ очень прост. Возможно, это особый вид работы первобытной иммунной системы. Первоначально рвотный рефлекс возник у животных, а сейчас взаимодействует с более развитой иммунной системой человека. По мнению ученых, это может быть связано с серотонином, который выделяется головным мозгом.

Хорошо отлаженная иммунная система современного человека очень сложна и эффективна, а для микробов, болезней и вирусов она смертельно опасна. Столкнувшись с проблемой, вы сначала почувствуете слабость, а потом проблема будет решена. Съешьте испорченную еду — и тошнота и рвота вас от нее избавят. Если же вы просто увидите гнилое мясо, с вами ничего такого не произойдет.

Вот в чем заключается смысл тошноты. Она заставляет вас избегать всего опасного или, если уже поздно, вызывает рвоту.

«Мы настаиваем на существовании связи между тошнотой и иммунитетом: и то и другое является частью защитной системы нашего организма. Тошнота возникает при непосредственном контакте с инфекцией, а иммунитет справляется с тем, что, несмотря на тошноту, смогло проникнуть в организм», — говорят исследователи из мексиканского Института экологии в Веракрусе и Лондонского института гигиены и тропической медицины.

По их мнению, вначале появилась тошнота. Она защищала животных от разнообразных опасностей. Существует две стадии тошноты. Первая стадия: тошнота появляется при виде чего-то действительно опасного (испорченная еда), благодаря ей это не попадает внутрь. Вторая стадия: опасное вещество попадает в организм, прежде чем вы понимаете, чем это вам грозит. В этом случае вы страдаете от рвоты и диареи, при помощи которых очищается ваш организм.

Исследователи предполагают, что серотонин, выделяемый головным мозгом и влияющий на настроение и аппетит, играет ключевую роль в реакциях иммунной системы и в возникновении тошноты, на что указывает большое количество его составляющих, которые были обнаружены в кишечнике, воздушных каналах и коже. Это подтверждает его роль в защитной функции организма. Мозг управляет тошнотой, ее возникновением и действием. Более того, серотонин играет ключевую роль в возникновении рвоты.

«Мы считаем, что тошнота — это приобретенная психическая реакция, которая возникает, когда мы сталкиваемся с чем-то опасным, — утверждают исследователи. — Мы предполагаем, что это попытка защитить организм от проникновения в него инфекции. А рвота помогает избавиться от всего, чему удалось попасть внутрь».

Психопаты — необходимое зло

ТО, КАК МЫ СЕБЯ ВЕДЕМ, зависит от наших родителей и наследуется от предков. Генетическое исследование близнецов показало, что индивидуальные черты, например невротичность или возбудимость, зависят от генетических факторов.

Асоциальное расстройство личности, которым страдают 2—3% населения, также возникает из-за генетического компонента. Но почему мы до сих пор от него не избавились? Многие другие особенности характера полезны и даже жизненно необходимы, но нет никакой ощутимой пользы от асоциального поведения. Таким образом, раз это нежелательные черты — гены, отвечающие за них, не должны были наследоваться и им следовало исчезнуть. Более того, современное общество построено на взаимодействии и взаимопомощи людей. Так почему же выжил этот изъян?

«До сих пор очень мало было написано об одном из интереснейших аспектов эволюции человеческого поведения. Почему естественный отбор, сделав человеческое сообщество обществом взаимодействия людей, не искоренил асоциальное поведение?» — задаются вопросом исследователи из Больничной сети Парижа. Напрашивается следующий ответ. Это произошло, потому что данная черта помогает обществу сохранять недоверие и таким образом защищаться. По их мнению, если бы в племени не было злодеев, наши предки стали бы слишком доверчивыми и не смогли бы выжить.

Исследователи предлагают вниманию общественности целый ряд аргументов в защиту своей гипотезы. Например, они утверждают, что количество людей, страдающих этим видом расстройства, указывает на то, что в каждом племени, состоящем примерно из 30 человек, один был с асоциальным поведением.

В наше время человек с асоциальным поведением содержится в клинике или тюрьме. Наши предки выгоняли из племени или убивали злодея. Вот что, например, делали инуиты. Человека с асоциальным поведением приглашали на охоту и сталкивали в пропасть, когда никто этого не видел.

Разумеется, если бы все злодеи были пойманы и уничтожены, ген асоциальной личности не смог бы выжить. Но, по мнению исследователей, около 50% людей с этим геном так и не были выявлены. Поскольку они выжили, то смогли получить все преимущества племени, в том числе найти себе пару и передать гены потомкам.

Что бы с нами произошло, если бы не было людей с асоциальным поведением?

«Давайте представим, что в обществе имеют место все виды поведения, кроме этого, т. е. племя никогда не встречало психопата и не могло даже представить себе, что такое поведение возможно. Такое племя достаточно быстро вымрет, — говорят исследователи. — С другой стороны, если общество столкнулось с таким поведением, оно сможет выработать способ противостояния подобным людям и увеличит бдительность. Можно предположить, что общество, в котором нет людей с асоциальным поведением, столкнувшись с ними, не сможет защититься и погибнет из-за этого. В общем, люди с асоциальным поведением — необходимое зло».

Кистозный фиброз — наследие чумы

ЧУМА, ИЛИ, КАК ЕЕ НАЗЫВАЛИ, «ЧЕРНАЯ СМЕРТЬ», выкосила одну треть населения в Средние века.

Инфекция, переносимая грызунами, была вызвана у них микробами *Yersinia pestis*; она убила более 100 миллионов человек в течение 50 лет в VI веке.

Люди могут заболеть чумой двумя способами. Бубонная чума, смертность от которой составляет 70%, — результат укуса зараженной блохи, а более опасная легочная чума (смертность 90%) передается воздушно-капельным путем. Кроме того, есть вероятность распространения заболевания через зараженную еду.

Чума была катастрофой, поэтому можно предположить, что в ходе эволюции у потомков выживших людей появился некий защитный механизм.

Сконцентрируемся на двух способах проникновения инфекции в организм: через легкие и через кожу. Чтобы предотвратить заражение воздушно-капельным путем, надо защитить легкие, чтобы инфекция не попала вместе с воздухом, а во втором случае необходимо отпугнуть блох. Кроме того, следует защитить и пищеварительный тракт.

Итак, что же это? Что предпочел для своей защиты человеческий организм?

Специалисты из Центра исследования рака имени Фреда Хатчинсона предполагают, что эту роль мог сыграть кистозный фиброз. Это заболевание вызывается дефектным геном, который имеется у миллионов людей. Было обнаружено, что этот ген есть у каждого десятого уроженца Кавказа, но у подавляющего большинства его обладателей нет признаков заболевания, потому что для развития болезни должно быть унаследовано два таких гена — по одному от каждого родителя.

Приблизительно 35 тысяч американцев и 25 тысяч европейцев больны кистозным фиброзом. Самое интересное, что чаще всего это заболевание встречается у белых людей, чьи предки были выходцами из Северной Европы, которая наиболее сильно пострадала от чумы.

Улучшенное лекарство от кистозного фиброза может продлить среднюю продолжительность жизни больного до 35 лет и даже больше, но его применение опасно в детском возрасте. Смерть обычно наступает в результате легочного заболевания.

Кистозный фиброз — это плата за защиту от чумы. Он препятствует проникновению инфекции в легкие, отпугивает блох и защищает пищеварительный тракт через поджелудочную железу.

Основной симптом заболевания — образование чрезмерно густой и вязкой слизи в легких и поджелудочной железе, которая помогает переваривать пищу. Кроме того, заболевание может влиять на работу потовых желез: у больных детей кожа приобретает солоноватый привкус, что должно отпугивать блох — переносчиков инфекции.

«Кистозный фиброз наиболее распространен среди людей, чьими предками были европейцы, поскольку это результат адаптации к *Yersinia pestis,* — говорится в отчете. — Так как эта болезнь приводит к летальному исходу в большинстве случаев, важно было не дать инфекции попасть в организм через кожу, легкие или пищеварительный тракт. Это и был способ выжить».

3

СУМАСШЕДШИЕ МОНАРХИ, СОВРЕМЕННЫЕ ТУАЛЕТЫ И ДРУГИЕ ИСТОРИЧЕСКИЕ ТЕОРИИ

Современные туалеты оказывают пагубное воздействие на ноги

ДОКАЗАНО, ЧТО ПЕРВЫЙ надземный туалет появился около 5000 лет назад.

В те времена и у последующих цивилизаций надземный туалет был привилегией аристократов. Крестьяне продолжали пользоваться выгребной ямой.

В современном мире люди пользуются надземным туалетом. Когда туалет перенесли в помещение — место, не зависящее от погодных условий, стало намного удобней. Его проще содержать в чистоте, это более гигиенично.

Удивительно, но лишь немногие знают, что такой комфорт повлек боли в ногах и коленях, которые иногда ошибочно связывают с остеоартритом, так же как и судороги ног. Доказано, что рано или поздно семь человек из десяти испытают эти боли. Однако в некоторых развивающихся странах до сих пор используются выгребные ямы. Там гораздо реже возникают подобные проблемы с ногами.

По мнению двух американских ученых, это не случайно. Отказ от выгребной ямы и изобретение унитаза, на котором можно сидеть, привело к тому, что мы больше не используем мышцы и суставы так, как это делали наши предки, которые не мучились от этих болей. В результате сократились сухожилия и мышцы, что вызывает боли, которые ученые называют синдромом «жестких ног».

Исследователи из Медицинского университета Лойолы изучили более 100 пациентов, большинство из которых страдали от болей в коленях и ригидности (жесткости мышц). Боли вызывали проблемы с икрами, ахилловым сухожилием и сопровождались судорогами. Пациентам рекомендовали выполнять упражнения для разминки, которые напоминали движения наших предков во время испражнения.

В результате выяснилось, что эти упражнения очень быстро оказывают положительное действие. У 88-летнего мужчины были обнаружены следующие заболевания, причину которых не могли установить: головокружения, потеря равновесия, судороги икр и ахилловых сухожилий, боли в коленях и синдром «усталых ног». Медикаментозное лечение ему не помогло, но исследователи утверждали, что после получасовых упражнений он бодро двигался по коридору больницы. Четыре месяца спустя пациент полностью излечился от судорог в ногах, исчезли боли в коленях, явления ригидности и синдром «усталых ног», он мог проходить по полтора километра в день.

Еще пример. 62-летнего мужчину лечили от болей в коленях и ригидности в течение 15 лет. Ему предложили программу упражнений. После получасовой разминки боли при ходьбе не возникало, и он смог встать из сидячего положения без помощи рук.

«Основная причина, вызывающая судороги ног, боли в коленях и ригидность, заключается в недостаточной разминке мышц. Это результат того, что люди отказались от выгребных ям, предпочтя им сидячую позицию и современные туалеты, — считают исследователи. — Наши унитазы и стулья оказывают пагубное воздействие на мышцы ног. Почему мы отказались от выгребных ям? Жизнь бы была намного проще, если бы мы держали ягодицы ближе к земле; ели бы сидя на земле и использовали ближайшую яму в качестве туалета. Наши ноги были бы более гибкими, и мы бы легко двигались».

Королева Елизавета I была наполовину мужчиной

НЕСМОТРЯ НА ВСЮ СВОЮ ПРИВЛЕКАТЕЛЬНОСТЬ, мудрость и остроумие, королева Елизавета I никогда не связывала себя узами брака и умерла в возрасте 70 лет, не оставив наследника. Так закончилась династия Тюдоров, которая правила Англией более века.

Историки предполагают, что она так и не вышла замуж по психологическим и эмоциональным причинам. Возможно, это было результатом ее тяжелого детства. Кроме того, перед ее глазами был пример ее отца, Генриха VIII, который внушил ей стойкое отвращение к брачным узам. Однако исследователи из канадского Университета имени Саймона Фрейзера отвергли эти доводы. Они считают, что королева была физически не способна иметь детей, потому что страдала редким заболеванием — тестикулярной феминизацией, которое бывает у 1 женщины из 50 тысяч. Это заболевание иногда называют синдромом нечувствительности к андрогенам. Генетически больной — человек мужского пола, имеющий одну хромосому X и одну Y, но, несмотря на внутреннее строение, внешне он выглядит как женщина. Исследователи утверждают, что в этом случае, независимо от женского строения половых органов, влагалище заканчивается полостью или его вовсе нет, матка же и фаллопиевы трубы отсутствуют или неразвиты. Разумеется, при таком строении органов рождение ребенка невозможно.

Исследователи считают, что доктора Елизаветы I не знали о ее бесплодии. Это свидетельствует об уровне медицины того времени. Тюдоровские доктора никогда не осматривали тело пациента, таким образом, Елизавету ни разу не осматривал гинеколог.

«Способна ли она родить, решалось исходя из ее внешних данных, поведения, астрологического прогноза, медицинских показателей — анализа мочи и пульса. Вполне возможно, хотя это было не свойственно тому времени, у нее спрашивали про ее менструальный цикл, но это не отражено в медицинских отчетах», — отмечают исследователи.

Некоторые найденные медицинские отчеты того периода упоминают о некоем неизвестном и необъяснимом физическом изъяне, из-за которого Елизавета до смерти оставалась королевой-девственницей. Но эти данные отвергаются историками, считающими их сплетнями, слухами и пустой болтовней.

По мнению исследователей, открытый современной медициной синдром тестикулярной феминизации позволяет произвести переоценку этих физических изъянов, о которых говорили некоторые современники королевы Елизаветы.

Ученые решили установить, была ли она генетически мужчиной, при помощи сравнительного анализа присущих этому заболеванию симптомов и тех, что были описаны в отчетах и от которых страдала королева. Известно, что это заболевание наследуется по материнской линии. Было установлено, что у матери Елизаветы, Анны Болейн, было шесть пальцев (полидактилия), это нарушение связано с другими пороками развития.

«Во время половой зрелости у людей, страдающих этим заболеванием, развивается грудь и другие первичные половые признаки. Эти люди обычно очень привлекательны, среднего роста, стройные, с длинными конечностями. Их ладони имеют изящную вытянутую форму», — говорят исследователи. Это соответствует описанию Елизаветы I. Ее физические данные, характер и поведение полностью совпадают с описанием синдрома тестикулярной феминизации.

Шизофрения изменила ход истории Британии

У МОЛОДОГО ГЕНРИХА VI (1421—1471) вероятно была шизофрения. Он был коронован в возрасте 10 лет. Его описывали как привлекательного, сильного и не по годам развитого юношу. Когда ему не исполнилось и 16 лет, он принимал решения, которые влияли на благополучие нации, а в возрасте 18 лет заключил мир с Францией. В то же время, несмотря на занятость, он основал колледж в Итоне и Королевский колледж в Кембридже. Однако через несколько лет что-то пошло не так. Он больше не мог управлять страной и потерял корону во время войны Алой и Белой розы. Его жена умерла в нищете, находясь в ссылке, его единственный сын погиб в сражении, а сам король был убит. Генрих VI был признан несостоятельным и слабоумным монархом.

Что же произошло? Как мог многообещающий и амбициозный молодой король стать нерешительным, мстительным и слабоумным? Почему он все потерял?

По мнению доктора Найджела Барка из отдела изучения шизофрении в Психиатрическом центре Бронкса, во всем виновата шизофрения. Он соединил разрозненные данные из отчетов современников короля, в которых говорилось, что у монарха отмечались симптомы шизофрении в возрасте 20 и 30 лет. Генрих VI в 20-летнем возрасте стал проявлять нерешительность и меньше уделять внимания государственным делам. В 1447 году он арестовал своего дядю Хемпфри, герцога Глостерского, решив, что тот собирается его убить. Одновременно с этим он строил грандиозные планы расширения Королевского колледжа и Итона, хотел сделать их больше, чем все остальные колледжи или соборы.

По словам доктора Барка, изменение характера, паранойя, гигантомания, мстительность и нерешительность или двойственное отношение ко всему свойственны людям, у которых развивается шизофрения. В 1453 году, когда Генриху исполнился 31 год, было объявлено, что он временно лишился рассудка и не способен управлять страной. Среди симптомов, упоминаемых в отчете, перечислялись задержка речи, крайне негативное отношение ко всему. И то и другое характерно для шизофрении. Кроме того, есть основания полагать, что Генрих страдал галлюцинациями.

Вскоре Генрих VI стал менее энергичным, впал в апатию и утратил ко всему интерес. Он больше не был действующим королем, поэтому, когда его лишили власти, его жена Маргарет, а не он, боролась за корону и трон.

«Изменения, которые произошли с Генрихом, — это признаки шизофрении. Он был не по годам развит в молодости, амбициозен, основал Итон и Королевский колледж в Кембридже, влюбился и женился. Затем у него начали возникать грандиозные замыслы, развилась паранойя, появилось двойственное отношение к действительности, к середине третьего десятка он стал мстительным. Все это привело к внезапной душевной болезни и задержке речи, последовали ухудшение функций организма, апатия, вялость и потеря интереса к жизни», — отмечает доктор Барк.

«Пример Генриха VI наглядно показывает, как шизофрения может разрушить личность, семью и изменить ход истории. Если бы не болезнь Генриха VI и его неспособность управлять страной, Эдвард, герцог Йоркский, никогда не стал бы королем и тогда не было бы Генриха VII. А это в свою очередь сделало бы невозможным появление на свет Генриха VIII и Елизаветы I».

Вполне возможно, что не было бы ни английской Реформации, ни колониального захвата территорий, ни Британской империи.

Иисус, Туринская плащаница и самовозгорание

ДЖЕЙМС ГАМИЛЬТОН, 71-ЛЕТНИЙ ПРОФЕССОР МАТЕМАТИКИ, однажды холодным зимним утром, находясь дома, внезапно почувствовал острую боль, похожую на пчелиный укус. Он посмотрел вниз и увидел голубое пламя размером в несколько сантиметров, которое разрасталось на его ноге. Как и любой бы на его месте, он начал бить по ноге, пытаясь потушить пламя, но у него ничего не получилось. Тогда он накрыл пламя руками, чтобы перекрыть доступ кислорода, это помогло, но на ноге остался большой шрам.

Ученые называют явление, которое произошло с незадачливым профессором Гамильтоном, сверхъестественным, или спонтанным, самовозгоранием. Это феномен возникновения интенсивного жара в определенном участке тела. Ученые считают, что, возможно, этот случай прольет свет на появление Туринской плащаницы.

«Вполне возможно, что изображение распятого тела на Туринской плащанице — это опаленная метка. Существует немало примеров возникновения изображения на полотне и случаев самовозгорания», — отмечается в отчете.

Древнее полотно, получившее название Туринской плащаницы, — наиболее спорный изучаемый исторический артефакт. На полотне проступает изображение распятого тела, и многие исследователи верят, что это полотно покрывало тело Иисуса Христа в склепе. Считается, что это изображение связано с воскресением Христа.

История возникновения изображения на полотне началась примерно 600 лет назад в Северной Франции (некоторые историки утверждают, что в Константинополе). Согласно легенде, в 944 году из Эдессы было привезено полотно с удивительным изображением, но в 1204 году оно было утрачено в ходе четвертого крестового похода.

В отчете говорится, что, вероятнее всего, изображение на полотне появилось под действием тепла, однако труп не мог оставить такой тепловой метки. Именно поэтому, считают ученые, это явление было расценено как сверхъестественное воскресение.

Тем не менее существует явление природы, которое может вызвать значительное повышение температуры, — самовозгорание, когда человеческое тело загорается без какой-либо видимой причины.

Несмотря на то что самовозгорание — это очень спорное явление и многие ученые рассматривают его как городскую легенду, возникли гипотезы, объясняющие этот феномен. Одна из них, так называемый «эффект фитиля», предполагает, что одежда жертвы была пропитана человеческим жиром и сработала как фитиль, если ее случайно подожгли. Согласно теории статического электричества, тело аккумулирует электричество из среды, и пропитанная жиром одежда может самовозгораться. Немногочисленные очевидцы этого явления рассказывают, что самовозгорание начинается с небольшого голубого свечения в области ног или спины, затем оно стремительно распространяется по всему телу.

Ученые говорят, что в природе самовозгорания многое остается неизвестным, однако то, что уже известно, отчасти объясняет возникновение изображения на полотне. Тепловые метки, отсутствие тела, следы минералов (в основном железа и кальция) и органических веществ, удивление тех, кто нашел пустую могилу

(Новый Завет), — все это свидетельствует о возможности самовозгорания.

«Ученые столкнулись с двумя конкурирующими гипотезами: одна — чудо (воскресение), другая — тайна (самовозгорание). Обычно используется принцип Оккама* и в качестве рабочей гипотезы принимается та, в которой остается меньше неизученного», — говорится в отчете.

Если рассматривать изображение Иисуса на плащанице в этом ключе, это поможет по-новому взглянуть на раннюю историю и традиции христианства.

Неандертальцы исчезли из-за дыма

ОТКРЫТИЕ, СДЕЛАННОЕ немецкими горняками при работе в отдаленной пещере в 1856 году, имело исторический резонанс, сохраняющий свое значение до настоящего времени.

Горняки проделывали проход в известняке, залегающем в малоизвестной долине Неандер в Германии, и случайно обнаружили скелет. Находка вызвала горячие споры, которые не затихают до сих пор.

Были ли неандертальцы предками современных людей? А самое интересное, что же с ними случилось? Почему они так внезапно исчезли?

На протяжении 200 тысяч лет неандертальцы приспосабливались к холодному климату Северо-Западной Европы, чтобы внезапно исчезнуть 30 или 40 тысяч лет назад. Они не оставили никаких подсказок, которые помогли бы понять причину их вымирания, поэтому на этот счет появилось множество предположений. Одна из гипотез заключается в том, что неандертальцы встретили превосходящего их противника и погибли в борьбе; согласно другой теории — они исчезли из-за изменений климата.

Исследователи норвежского Национального института здоровья и Университета Осло считают, что есть другое объяснение —

* Принцип Оккама — закон предпочтительности минимума. — *Примеч. пер.*

это пещерный дым. Они утверждают, что возможная причина вымирания неандертальцев — постоянное воздействие на них дыма от костров, которые они разжигали в пещерах, своих жилищах. Их организмы были так загрязнены, что это привело к мутации, которая и вызвала такой исход.

Открытый огонь всегда сопровождается дымом и пеплом, что является причиной недугов и хронических заболеваний, особенно у детей, так как они дышат чаще, чем взрослые, и в их организм попадает большее количество токсинов. Продукты горения влияют не только на глаза и кожу, но также на мозг, внутренние органы и иммунную систему детей.

При сгорании древесины выделяются диоксины (1 кг этого топлива выделяет 0,16 мг диоксинов). Диоксины — это ядовитые вещества, которые являются причиной многих заболеваний, в том числе и рака.

Ученые также обнаружили, что курение с раннего возраста впоследствии влияет на здоровье потомства. Таким образом, считают ученые, факторы окружающей среды воздействовали на несколько поколений.

Были проведены исследования на животных. Беременные самки грызунов подвергались воздействию ядовитых веществ, вследствие чего их потомство мужского пола часто оказывалось бесплодным. Это передавалось по наследству до четвертого поколения.

Исследователи полагают, что воздействие ядовитых веществ из окружающей среды на организм связано с изменениями в развитии зародышевых клеток и возникновением заболеваний у последующих поколений, что объясняет эволюционные пути биологии и, возможно, смерть неандертальцев. Ядовитые вещества, воздействию которых подвергались крысы, похожи на продукты горения костров. Как утверждают исследователи, комплекс эпигенических* изменений ДНК и другие результаты воздействия дыма на человеческий организм могут быть причиной вымирания неандертальцев.

---

* Эпигенический — образовавшийся в результате каких-либо последующих (вторичных) процессов. — *Примеч. ред.*

Английская лихорадка — не что иное, как сибирская язва

ЭТО ОДНО ИЗ НАИБОЛЕЕ таинственных заболеваний. Первый случай заболевания датируется 1485 годом, последний — 1551 годом. После этого не было даже намека на эту болезнь, она до сих пор остается загадкой.

Было пять вспышек болезни, называемой английской лихорадкой, во время которых погибли тысячи людей. Эта болезнь — возможная причина смерти Артура Тюдора, сына и наследника Генриха VII. Возможно, Анна Болейн тоже была больна, но выжила.

Отчеты современников утверждают, что это заболевание, основные симптомы которого — высокая температура и обильное потоотделение, было очень заразным. В основном ему были подвержены мужчины, жившие в сельской местности. До болезни они были крепкими и здоровыми. Большинство случаев заболевания приходилось на вторую половину лета.

Существует множество версий возникновения заболевания, и все они связаны с вирусами того или иного вида. Тем не менее за истекшие годы ученые так и не смогли объяснить причину возникновения английской лихорадки.

В 2001 году появился Amerithrax. Это название файла ФБР, содержащего документы по делу атаки террористов 11 сентября, во время которой был разрушен Всемирный торговый центр. В это же время были посланы письма многим людям в Америке, в конвертах которых находились споры *Bacillus anthracis* — возбудителей сибирской язвы. Тринадцать человек заразились сибирской язвой, пятеро из них скончались.

В отчете говорилось, что первым признаком заболевания было ощутимое увеличение потоотделения у больных, особенно ночью.

Эдвард Максвиган из Мэриленда был удивлен совпадением этих симптомов с симптомами английской лихорадки. Были и другие совпадения. Сибирская язва обычно вспыхивает в сельских районах, и ею заражаются чаще всего мужчины. То же самое наблюдается и при английской лихорадке. Возбудители болезни могут жить в почве в течение многих лет, в Англии лихорадка свирепствовала на протяжении 70 лет.

Максвиган считает, что, возможно, сибирская язва тут ни при чем, так как имеется очень мало документальных свидетельств об этом заболевании в тот период. А повышенное потоотделение не является обязательным симптомом сибирской язвы, которой заражаются через кожу или пищеварительный тракт.

Исследования показали, что доктора того времени находили темные пятна на телах некоторых жертв болезни. Возможно, это струпья, которые часто появляются в случае заболевания сибирской язвой. Кроме того, ученый установил, что жертвами заболевания становились в основном мужчины в возрасте от 15 до 45 лет. В шерсти и мехе животных могли находиться споры сибирской язвы, а труд многих из заболевших мужчин, скорее всего, был связан с обработкой шерсти.

«Сибирская язва была редким мистическим заболеванием до того, как индустриализация общества позволила обрабатывать шерсть в помещениях. Жизнестойкость спор сибирской язвы, постоянный контакт с зараженной почвой и продуктами — все это способствовало распространению сибирской язвы», — говорит Максвиган.

Сельдь спасала нас от болезней сердца

В СВОЕ ВРЕМЯ СЕЛЬДЬ была самой доступной рыбой в Англии. Ее даже называли «серебряным сокровищем».

В 1913 году только в одном порту Ярмут около тысячи лодок вылавливали более 1200 миллионов сельдей. В Лоустофте в то же время вылавливалось около 5 миллиардов рыб. Однако с изобретением парового дрифтера* в 1900 году стало гораздо легче добывать

---

* Дрифтер — рыболовное судно, предназначенное для лова рыбы свободно плавающими дрифтерными сетями. — *Примеч. пер.*

белую рыбу, и она постепенно вытеснила сельдь. Из-за того что изменились вкусы, через 60 лет сельдь перестала пользоваться спросом. Сегодня отдают предпочтение глубоководному рыболовству, а белая рыба наиболее популярна. Мы едим треску или камбалу, а маленькая жирная рыбка, которой питались на протяжении 400 лет, канула в Лету. Сельдь практически перестали употреблять в Великобритании и других странах Европы, где она ранее была так популярна.

После того как мода на сельдь прошла и люди перестали ее использовать в пищу, увеличилось количество сердечных заболеваний. Когда употребление сельди сошло на нет, частота возникновения сердечных заболеваний возросла. Существует ли здесь взаимосвязь? Неужели и вправду сельдь защищала людей от болезней сердца?

Современные исследования показали, что основные жирные кислоты, которые в большом количестве содержатся в сельди и другой жирной рыбе, снижают риск возникновения не только сердечных недугов, но и иммунных, а также воспалительных заболеваний. Миллионы людей принимают пищевые добавки, содержащие ненасыщенные жирные кислоты, чтобы вылечить ангину или остеоартрит. Однако в странах, где до сих пор употребляют жирную рыбу, например в Японии или Гренландии, уровень сердечных заболеваний гораздо ниже.

Поскольку белая рыба бедна ненасыщенными жирными кислотами, ученые пришли к выводу: мы потеряли естественный щит против сердечных болезней, перестав есть сельдь. Считается, что рассеянный склероз тоже может возникать из-за дефицита жирных кислот.

«Населению Британии не хватало традиционной еды, жирной рыбы, которая защищала организм. В этот период появились такие сердечные заболевания, как коронарная болезнь сердца, — говорится в отчете. — В сельди содержатся основные жирные кислоты, обладающие противотромбозным действием. Снижение ее употребления может привести к появлению новых заболеваний сердца».

Синдром войны в Персидском заливе — аллергическая реакция на бургеры

НА ПРОТЯЖЕНИИ НЕСКОЛЬКИХ ЛЕТ ДОКТОРА И УЧЕНЫЕ гадали, почему у солдат, вернувшихся после первой войны в Персидском заливе, наблюдаются одинаковые симптомы новой болезни — усталость, кожная сыпь, боли в мышцах и суставах, головные боли, потеря памяти, одышка, проблемы с желудком.

Воздействие химических отравляющих веществ, нервно-паралитических газов, дыма от легковоспламеняющихся веществ, пестицидов, растворителей и других агрессивных жидкостей, оружия с использованием обедненного урана, так же как и посттравматический стресс, — все это рассматривалось в качестве причины, но прямая связь не была установлена.

Однако если причина синдрома не в этом, то что тогда вызывает подобные симптомы?

По мнению исследователей из Университета имени Джона Хопкинса, виной всему аллергия на говядину. Они заявляют, что иммунная система солдат была приспособлена к разнообразным микробам и ядовитым веществам во время боевых действий и до их начала, но впоследствии военные случайно приобрели аллергию на бургеры и стейки. Для приготовления вакцины использовалась говядина, что могло повысить чувствительность к белкам, которые в ней содержатся. Этим объясняется, почему, вернувшись домой и начав есть бургеры, стейки и другие продукты из говядины, солдаты стали страдать от синдрома войны в Персидском заливе.

Этот синдром стал серьезной проблемой. В отчете Чикагского университета, в котором авторы ссылались на данные Американского колледжа гигиены окружающей среды и оккупационной медицины, говорится, что по крайней мере 12% ветеранов войны в Персидском заливе сейчас получают пособие по нетрудоспособности, возникшей вследствие этого синдрома.

Программа адаптации иммунной системы включала вакцинацию против ядовитых веществ *Clostridium botulinus* и *Clostridium tetani.*

Это обеспечивало защиту, но вызывало аллергию на вещества, из которых состояла вакцина, в основном на говяжьи белки, содержащиеся в телячьей сыворотке крови, — распространенного ингредиента вакцин, используемого для выращивания токсичных микроорганизмов. В результате у некоторых солдат в организме появились антитела к говядине. У них не было аллергии в зоне боевых действий, так как в их рационе не было говядины. Эта теория соотносится со временем возникновения синдрома. Во многих случаях симптомы не проявлялись до тех пор, пока солдат не возвращался домой.

Кроме того, в отчете говорится, что говяжьи белки накапливаются в соединительной ткани. А боли в суставах — это одно из самых распространенных проявлений этого синдрома.

Если действительно дело в аллергии, то бывшие солдаты могут справиться с синдромом, отказавшись от употребления говядины. Чтобы очистить организм от этих белков, им следует придерживаться вегетарианской диеты в течение 3—4 месяцев. По мнению исследователей, симптомы не появятся, когда солдаты начнут вводить в свой рацион другие виды мяса: свинину, баранину или курятину, но они возобновятся, если это будет говядина.

Доисторические костры защищали людей от рака легких

БЫЛО ХОЛОДНО, неимоверно холодно. Для современных людей были бы невыносимы даже относительная прохлада экваториальной Африки, морозы Европы и Арктики — просто ужасны.

Когда люди — *Homo sapiens* — расселились на территории Северной Европы, Ближнего Востока и Америки, температура стала еще ниже, а ночи длиннее. Холод усилился после одного из самых мощных извержений — вулкана Тоба*. Это понизило среднюю температуру как минимум на 5° C, и она оставалась такой на про-

---

* Вулкан Тоба находится на острове Суматра, извержение которого привело к катастрофическим последствиям. — *Примеч. пер.*

тяжении многих лет. В таком неблагоприятном климате поддерживаемый круглые сутки костер был необходим для приготовления пищи, защиты и обогрева. То, насколько близко к костру находился человек, определяло, выживет он или умрет.

Однако близость к костру и особенно дым вызывали хронические заболевания. Население Земли уменьшилось; некоторые ученые утверждают, что после извержения вулкана Тоба осталось в живых только около 10 тысяч пар, способных иметь потомство. Был жесткий естественный отбор. Выживал тот, кто был наименее чувствителен к дыму.

Известно, что приспособление к холоду повлекло генетические изменения. Так, например, у азиатов веки толще и больше — это должно было им помогать защищать глаза от ветра, снега и бликов льда.

Исследователи из Государственного университета Нью-Йорка убеждены, что организм приспосабливался и к дыму. Так как наши предки постоянно подвергались воздействию вредного дыма, то они сумели к нему адаптироваться. Другими словами, генетические изменения привели к тому, что древние люди научились переносить вредное воздействие дыма. Если это действительно так, значит, потомки мигрировавших с экватора людей менее подвержены заболеваниям легких.

Некоторые генетики утверждают, что разные этнические группы имеют различную предрасположенность к раку легких. Для того чтобы проверить так называемую «каминную гипотезу», группа исследователей изучила данные Американской ассоциации по борьбе с заболеваниями раком легких. Рассматривались данные о причинах возникновения этой болезни и о летальных случаях, кроме того, изучались последствия курения.

В ходе исследований выявилась специфика подверженности раку легких потомков людей разных рас и этнических групп. У потомков африканцев вероятность возникновения рака легких в 1,5 раза выше, чем у жителей Кавказа, в 2,1 раза выше, чем у азиатов, в 2,2 раза выше, чем у жителей Аляски и коренных обитателей Северной Америки, и в 2,9 раза выше, чем у обитателей

Южной Америки. Кроме того, исследования показали, что у мужчин вероятность возникновения рака легких в 2,1 раза выше, чем у женщин, и они в 2,5 раза чаще от него умирают. Это, по мнению генетиков, свидетельствует о том, что мужчины более подвержены раку легких из-за курения — независимо от предков.

Все перечисленное выше, по мнению ученых, подтверждает данную теорию. В доисторическом обществе мужчины проводили большую часть своего времени вдали от костра, на охоте, поэтому они были менее приспособлены к дыму костра.

«Данные антропологов и данные о возникновении рака легких и об уровне смертности подтверждают эту гипотезу. Группы людей, живущие в разных климатических условиях, имеют разную предрасположенность к раку легких. Она зависит от их отношения к костру как источнику тепла, — считают исследователи. — Более того, генетические мутации связаны с предрасположенностью к заболеваниям легких и зависят от пола».

Альфред Нобель был убит динамитом

ЗА НЕСКОЛЬКО ЛЕТ ДО СМЕРТИ Альфред Нобель, изобретатель динамита, прочел свой собственный некролог.

Он был по ошибке напечатан во французской газете и описывал шведского химика, который подарил миру баллистит*, как продавца смерти: «Доктор Нобель, разбогатевший благодаря изобретению способа убивать быстрее и больше людей, чем прежде, вчера скончался».

Он, без сомнения, был богат — из его наследства до сих пор финансируется Нобелевская премия. Но заплатил ли он сам за свое изобретение? Был ли он одной из первых жертв динамита?

Нобель умер в Италии в 1896 году от сердечного приступа. Однако Шри Канта утверждает, что его смерть была вызвана отравлением нитроглицерином.

---

* Баллистит — бездымный нитроглицериновый порох. — *Примеч. ред.*

Канта изучил личные бумаги Нобеля, включая его письма и воспоминания коллег. Кроме того, он проанализировал его деятельность и сравнил его физическое состояние и поведение с новыми данными об отравлении нитроглицерином.

Нет никаких сомнений в том, что в течение 33 лет Нобель подвергался воздействию нитроглицерина, временами оно было очень интенсивным. Изобретатель работал один, без помощников, и для него не было ничего необычного в 18-часовом рабочем дне. Он провел сотни экспериментов и получил 355 патентов.

Его ассистент Рагнар Солман писал, что физическое состояние Нобеля начало ухудшаться к концу 1870-х годов, последние 16 лет своей жизни он часто болел ангиной и страдал от депрессии. Считалось, что он был очень чувствителен к изменениям погоды и легко простужался. В какой-то момент Нобель пожаловался на то, что болен цингой. Прописанные ему средства — хрен и виноградный сок — совершенно не помогали.

В одном из писем он описывал симптомы своего нездоровья — мигрень и сердечные боли.

«Это письмо было написано Нобелем в возрасте 54 лет; ему оставалось жить восемь лет. Но описание его болезни показательно. Постоянное упоминание о сильных мигренях и ангине позволяет предположить, что Нобель подвергся нитроглицериновому отравлению», — утверждает Канта.

Только недавно было доказано пагубное воздействие нитроглицерина на организм человека. Сейчас известно, что оно вызывает сердечные заболевания и приводит к спазмам основных артерий. Другие симптомы нитроглицеринового отравления: головные боли, тошнота, головокружение, колики в животе, конвульсии и гипотензия.

«Если связать токсикологические характеристики нитроглицерина с описанием Нобелем его болей, станет ясной природа его недомогания, — говорит Канта. — Нобель слишком долгое время контактировал с нитроглицерином в лаборатории, проводил большое количество огневых испытаний. И так на протяжении 30 лет. Я считаю, что его болезни и преждевременную смерть вызвало отравление нитроглицерином. На эту мысль меня натолкнуло изучение его писем, в которых он описывал свои боли, привычку работать в одиночестве и описание отрицательного воздействия нитроглицерина на организм человека, которое было изучено уже после смерти Нобеля».

Во времена Нобеля малые дозы нитроглицерина использовались в терапевтических целях для лечения ангины. И он до сих пор используется в качестве препарата для разжижения крови.

Незадолго до своей смерти человек, который превратил нитроглицерин в динамит, написал: «Ну не ирония ли судьбы, что я должен принимать нитроглицерин! Только его называют тринитрином, чтобы не пугать общественность».

4
СЕКС, БЛОНДИНКИ И МЕКСИКАНСКИЙ ПАРАДОКС

Почему женщины стонут во время секса

ДА, ДА, ДА... вот почему люди, особенно женщины, стонут и тяжело дышат во время секса.

Гипервентиляция во время полового возбуждения приводит к состоянию, близкому к экстазу, что делает доминирующей обычно подавляемую часть мозга. Глубокое дыхание снижает артериальное давление на 50%, и в крови меняется содержание углекислого газа — все это воздействует на мозг.

«Стоны и гипервентиляция объясняются психофизиологическим механизмом глубокого сексуального транса, — утверждают исследователи из Медицинской школы Ганновера. — До сих пор значение гипервентиляции во время полового акта не было изучено».

Во время полового акта происходят психические и физиологические изменения, чаще всего на гормональном уровне. Большинство из них связано с физической способностью совокупляться, но непроизвольное учащение дыхания до сих пор не получило объяснения.

Кратковременная гипервентиляция у некоторых людей вызывает беспокойство и состояние эйфории. Умышленная гипервентиляция используется в некоторых африканских племенах для достижения состояния транса. Исследования показали, что глубокое дыхание может оказывать значительное воздействие на мозг и организм в целом. При этом снижается уровень углекислого газа в крови, меняется содержание стрессового и других гормонов, происходят изменения активности мышц и нервов. Кожа становится более чувствительной, увеличивается восприимчивость к прикосновениям и запахам.

Исследователи отмечают, что дыхание меняется и у мужчин, и у женщин. Однако у женщин это выражено в большей степени. Способность женщин стонать во время полового акта обыгрывается даже в анекдотах. Гипервентиляция делает ощущения более интенсивными, усиливает возбуждение и оргазм.

Особенно важно воздействие, которое оказывается на основные зоны мозга. С помощью томографии мозга было установлено, что поглощение кислорода уменьшается в области серого вещества неокортекса и оно еще меньше выражено в корковом слое. Это, по мнению исследователей, влияет на поведение человека и работу мозга. Уменьшение контроля может привести к доминированию поведения и чувств, которые контролируются корковым слоем, также известным как эмоциональный мозг. Эмоции берут верх, становится тяжело использовать когнитивный механизм и контролировать себя.

«Это можно описать как нарушение связи между разными частями мозга, что приводит к его более примитивной работе», — таков вывод исследователей.

Как важно быть импотентом

ВСЕ БОЛЬШЕ ПОЖИЛЫХ МУЖЧИН принимают лекарства, чтобы избавиться от импотенции, однако тем самым они бросают вызов изобретенному эволюцией щиту.

По мнению исследователей, импотенция, или, как ее называют, эректильная дисфункция и возрастное снижение мужской фертильности, — все это предусмотрено для того, чтобы прекратить насыщение яичек разрушенной возрастом спермой.

Эректильная дисфункция характерна для пожилых мужчин. Масштаб этой проблемы и ее влияние на воспроизводство указывает на то, что должно быть эволюционное объяснение этому явлению. Исследователи считают, что мужчины больше не могут производить потомство, потому что с возрастом в сперме начинает происходить мутация генов.

Природа запрограммировала импотенцию, которая наступает, когда мужчина достигает определенного возраста. Тем самым снижается риск рождения детей с патологией. Кроме того, это оберегает матерей от вынашивания нежизнеспособного плода.

По мнению доктора Офера Гофрита, уролога из Медицинского центра Хадасса в Иерусалиме, выживание вида зависит от передачи потомству здорового генетического материала. Если в этом примет участие поврежденная сперма, то это приведет к выкидышам и потере ресурсов. Более того, из-за этого может увеличиться смертность и возрастут генетические мутации, что тоже немаловажно для родительских ресурсов.

Тестикулярное* старение и снижение фертильности начинается в возрасте около 30 лет. Некоторые ткани истончаются, другие утолщаются, снижается количество сперматозоидов, уменьшается количество семенной жидкости и ее подвижность. Исследования показали снижение количества беременностей на 23—28% у женщин, чьими сексуальными партнерами были мужчины старше 50 лет.

В отчете отмечается, что пожилой возраст родителя связан с целым рядом заболеваний детей, включая волчью пасть и другие аномалии развития. Если отец старше 35 лет, то на 27% увеличивается риск выкидыша. А исследования датских ученых показали, что если отцу 50 лет и более, риск того, что беременность закончится выкидышем, возрастает в 2 раза.

Кроме того, возраст отца может также влиять и на развитие шизофрении и других психических заболеваний у ребенка. По данным исследований шведских ученых, риск возрастает на 47% за каждый «лишний» десяток лет. А по данным французских исследователей, риск заболеваемости некоторыми видами лейкемии выше у детей, рожденных пожилыми родителями.

Именно для того, чтобы всего этого избежать, природа изобрела импотенцию. С возрастом она увеличивается: от 7% — у мужчин в возрасте 18—29 лет, 18% — у 50-летних и до 76% — у 80-летних и старше. Было подсчитано, что 76,1% мужчин в возрасте 45 лет остаются сексуально активными, а в 80 лет — только 16,7%.

---

* Тестикулярный — относящийся к семенникам. — *Примеч. пер.*

«Возможность зачатия от пожилого или больного мужчины вполне реальна. Это часто приводит к плохим результатам. Генетический материал, который способен дать пожилой или больной мужчина, не очень хороший, кроме того, пожилому сложнее содержать жену и потомство. Все это идет вразрез с интересами вида, — говорит Гофрит. — Я считаю, что этому противодействуют два дополняющих друг друга эволюционных механизма: с одной стороны, снижение фертильности, с другой — эректильная дисфункция. Если эта теория верна, то все препараты, повышающие потенцию, например "Виагра" и подобные ей средства, противоречат дарвиновскому естественному отбору».

Секс во время беременности приводит к высокому артериальному давлению

ПРЕЭКЛАМПСИЯ* — это загадка. Причины ее возникновения до сих пор неясны, несмотря на то что ей подвержены около 4 миллионов беременных женщин во всем мире каждый год.

Ее основные признаки — это высокое артериальное давление и наличие белка в моче, а симптомы разнообразны: головные боли, резкое увеличение веса, ухудшение зрения.

Считалось, что это связано с токсемией (отравлением организма), которая вызвана токсичными веществами в крови, однако эта гипотеза не подтвердилась. В настоящий момент существует около дюжины объяснений. Это и нарушение кровотока в матке, повреждение кровеносных сосудов, проблемы иммунной системы, скудный рацион и нехватка различных минералов.

Исследователи из нью-йоркского Медицинского колледжа имени А. Эйнштейна считают, что причина кроется в другом: во всем повинна сексуальная активность во время беременности, именно она оказывает такое влияние на женский организм.

---

* Преэклампсия — тяжелый токсикоз, проявляющийся во второй половине беременности. — *Примеч. пер.*

Такое подозрение впервые возникло, когда гинекологи заметили, что женщин с преэклампсией всегда сопровождают мужчины, в то время как не страдающих этим недугом приводят подруги.

Во время последующих исследований были опрошены 72 случайно выбранные молодые женщины на предмет их сексуальной активности во время беременности: 22 из них страдали от преэклампсии и вели половую жизнь после оплодотворения (19 — на протяжении всей беременности, а трое — только в первые 3 месяца). У 13 женщин, которые, по их словам, не вели половую жизнь во время беременности, заболевание не было обнаружено. Остальные 37 женщин занимались сексом, но симптомов заболевания у них не было.

Неясно, почему сексуальная активность вызывает это заболевание у некоторых женщин. Возможно, это происходит из-за инфекции или вследствие реакции на стресс. Однако исследователи считают, что, скорее всего, дело в семенной жидкости. Одна из ее составляющих — простагландин E2, вещество, похожее на гормон, которое отвечает за поддержание артериального давления. А может быть, другие составляющие приводят к выработке антител в женском организме, и они воздействуют на кровеносные сосуды и артериальное давление.

Это рациональное объяснение подтверждается снижением случаев преэклампсии в Германии во время Второй мировой войны и увеличением заболеваемости во время осады Мадрида. Во время войны мужчины ушли фронт, а в период осады мужчины и женщины проводили много времени вместе.

Эта теория также может пролить свет, почему у некоторых женщин не развивается преэклампсия во время первой беременности, но появляется во время второй. Всему виной изменившиеся отношения. Вполне возможно, что во время первой беременности пара не занималась сексом, однако в течение второй беременности женщина могла вести половую жизнь уже с другим супругом.

«Эта концепция объясняет хорошо известный факт, что животные не заболевают спонтанно. Половая восприимчивость самок полностью зависит от гормонов, которые содержатся в их крови, — говорят исследователи. — Если женщина будет заниматься сексом во время беременности даже на ранней стадии, это, вероятно, вызовет преэклампсию. Возможно, это происходит из-за инфекции или стресса, но скорее всего, это обусловлено семенной жидкостью».

Вазэктомия снижает риск возникновения рака простаты

НИ ОДИН ДРУГОЙ ОРГАН НЕ ПРИНОСИТ столько радости и горя мужчине, как предстательная железа.

В хорошие времена она обеспечивает сперму живительной влагой и играет ключевую роль в эякуляции. В плохие времена развивается рак предстательной железы.

В Соединенном Королевстве рак простаты очень распространен, каждый год появляется более 30 тысяч заболевших. Очень многие не знают о том, что больны. Продолжительность жизни у мужчин с диагнозом рака предстательной железы снижается, каждый двенадцатый заболевший умирает.

Сложно определить, что вызывает болезнь: гены, рацион питания, возраст, раса, образ жизни, прием лекарств. Нет и способа избежать его. Или все-таки есть?

Ученые из индийского Института изучения репродукции считают, что мужчины, которые прошли через вазэктомию (стерилизацию), менее подвержены раку простаты. Исследования показали: после вазэктомии сокращается выделение различных веществ из простаты, железа усыхает.

Вазэктомия — способ сокращения мужской фертильности. По данным исследований, эта несложная операция оказывает незначительное воздействие на гормональный уровень или на половую активность мужчины, однако детали еще не изучены.

При проведении исследований группа индийских ученых сравнила состав крови 74 мужчин, перенесших вазэктомию, и мужчин того же возраста, не подвергшихся операции. Выяснилось, что у мужчин, прошедших через вазэктомию, в крови содержится меньше веществ, выделяемых простатой (фосфатаза, мальтоза, пролактин, лимонная кислота, цинк и магний).

Ученые объясняют это тем, что вазэктомия снижает работоспособность предстательной железы, в результате она изменяется в размере. По их мнению, после операции сперма не поступает в простату и не может привести к развитию злокачественной опухоли. Есть еще один положительный фактор. Ученые говорят, что мужчины, которые подверглись вазэктомии, ведут более активную половую жизнь. Риск возникновения рака простаты возрастает примерно на 80%, если не происходит эякуляции спермы и она скапливается в организме.

Исследователи установили: скопление жидкости в простате и инфекции могут привести к тому, что в предстательную железу проникнет сперма и это приведет к раковым образованиям. Вазэктомия препятствует этому процессу.

«Мы предполагаем, что вазэктомия может снизить риск возникновения раковых образований в предстательной железе, потому что после операции сперма не сможет попасть в простату, — говорят исследователи. — Кроме того, после вазэктомии мужчина может вести более активную половую жизнь, не опасаясь, что партнерша забеременеет. А это в свою очередь снизит выделения предстательной железы».

Лекарство от безумной страсти

НА ПРОТЯЖЕНИИ НЕСКОЛЬКИХ ТЫСЯЧЕЛЕТИЙ для усиления полового влечения и в качестве своеобразного афродизиака использовалась охота. Она повышала сексуальное желание и активность. С течением времени люди перепробовали все — от сушеных жуков, перца чили и устриц до толченых оленьих рогов и половых органов тигра. У каждого средства были свои приверженцы; например, говорят, что Казанова, чтобы быть пылким любовником, съедал на завтрак несколько устриц. И некоторые слухи, по мнению ученых, правдивы.

Однако, несмотря на то что на протяжении веков поэты, ученые и философы искали способ увеличить любовный пыл, ни один из них не попытался найти противоядия — лекарства от безумной страсти и любовной болезни.

Ученые из Университета Алабамы и иранского Медицинского университета Тебриз пришли к выводу, что, возможно, спасти от любовной лихорадки могут гормоны мелатонин и вазотоцин.

Романтическая любовь — это исключительный случай, она сопровождается эмоциональными и эротическими переживаниями. Известно, что на ранней стадии влюбленности происходят специфические физиологические, психологические и поведенческие изменения. Это эйфория, яркость переживаний, концентрация внимания на возлюбленном, страстное желание эмоциональной и физической близости.

Некоторые ученые считают, что такую любовь гораздо сложнее контролировать, потому что она возникает прежде всего на уровне чувств, а не секса. Кроме того, она поддерживается центром удовольствия, в ее развитии участвует химическое вещество мозга допамин. Ключом ко всему, по мнению исследователей, является шишковидная железа — эпифиз, расположенный в мозге, рядом с отделом, где вырабатывается мелатонин. Это вещество участвует в регулировании цикла дня и ночи и суточного биоритма, выделяется ночью и подавляется днем. Однако мелатонин может оказывать и другое действие.

Исследователи утверждают, что мелатонин тормозит воздействие допамина на мозг. В то же время другой гормон, который выделяется эпифизом, аргинин-вазотоцин, играет ключевую роль в возникновении романтической любви.

В своем отчете «Лекарство от безумной страсти. Гипотетическая терапевтическая роль веществ, производимых эпифизом» ученые предполагают, что два гормона помогут справиться с безответной любовью.

«Мы считаем, что гормоны, выделяемые эпифизом, помогают преодолеть романтическую влюбленность на ранней стадии ее возникновения. Это происходит благодаря их антидопаминовым свойствам и тормозящему действию, которое они оказывают на зону, ответственную за возникновение и развитие любви, — говорят исследователи. — Из этого вытекает, что прием мелатонина и вазотоцина может служить средством от страстной романтической любви».

Зимняя депрессия мешает сексу

ЗИМНЯЯ ДЕПРЕССИЯ таит в себе гораздо больше опасности, чем кажется на первый взгляд.

Принятосчитать,чтосезонноеаффективноерасстройство — это ответная реакция организма на похолодание и длинные ночи. Чем дальше вы находитесь от экватора, тем интенсивнее проявляются классические симптомы депрессии: плохое настроение, апатичность, замкнутость, снижение полового влечения, чрезмерный аппетит и как следствие — увеличение веса.

На протяжении тысячи лет отмечались случаи зимней депрессии. Ее симптомы возникают из-за нехватки света, однако до сих пор остается нерешенным вопрос, почему депрессии подвержены миллионы людей. Оказывается, раньше это было не болезнью, а преимуществом, хотя нам, конечно, трудно в это поверить.

Исследователь из Королевской больницы Корнхил в Абердине считает, что зимняя депрессия — это способ снизить половое влечение и добиться таким образом того, что дети будут рождаться в самое благоприятное время года: между концом зимы и началом лета.

В доисторические времена дети рождались в период, когда было изобилие пищи, в теплое время года с длинным световым днем. Это помогало младенцам выжить. Дети, зачатые зимой, рождались осенью. В это время температура понижалась, ночи становились длиннее, а запасы еды скудели.

В Северном полушарии самое благоприятное время для рождения ребенка февраль—июнь, т. е. зачать нужно в мае—сентябре. Именно в эти месяцы люди перестают страдать зимней депрессией: они энергичны, у них улучшается настроение и повышается половое влечение. Зимняя депрессия длится шесть осенне-зимних месяцев, это тот период, когда следует предотвращать зачатие, чтобы у потомства были наиболее высокие шансы на выживание.

«Мы предполагаем, что периодически повторяющаяся зимняя депрессия призвана помогать появлению потомства на свет в самое благоприятное время и снижать половую активность в неблагоприятный период, — говорится в отчете. — Вялость, замкнутость, плохое настроение и снижение полового влечения — все это приводит к тому, что люди не ищут себе пары; если же случайно и встретят подходящих партнеров, их влечение будет не таким сильным, как в благоприятное время».

В отчете также отмечается, что депрессия возникла у мужчин, но именно женщины репродуктивного возраста жалуются на проявление ее симптомов. Кроме того, исследования показали, что интенсивность симптомов увеличивается по мере удаления от экватора, однако в областях со стабильными температурами, например в Исландии, достаточно редки случаи зимней депрессии. Возможно, это происходит потому, что люди, страдающие зимней депрессией, не смогут создать пару и родить детей, т. е. им не удастся передать гены и их популяция уменьшится.

Помимо этого, в отчете говорится, что в умеренных широтах повторяющаяся зимняя депрессия была адаптационным, передающимся генетическим путем механизмом, который увеличивал вероятность успешного деторождения в доисторическом обществе.

Сейчас, конечно же, это уже не является преимуществом. Мы работаем в офисах, обеспечены едой, теплом и светом. Благодаря этому наши дети выживут в любое время года. В результате зимняя депрессия теперь рассматривается как нарушение. Исследование жителей полярных широт, которые наиболее удалены от экватора, показало, что зимняя депрессия может принести вред. Если это действительно так, то в течение следующих тысячелетий она исчезнет.

Джентльмены предпочитают блондинок

ЧТО ЖЕ ОСОБЕННОГО В БЛОНДИНКАХ? Почему такое количество мужчин, особенно пожилых, без ума от блондинок? Почему именно блондинки пользуются успехом?

Было предпринято множество попыток объяснить этот феномен. Говорили, что мужчины предпочитают более круглые лица, а светлые волосы лучше подчеркивают форму лица. Другие считают, что у блондинок более мягкая, по-детски нежная кожа, которая так привлекает мужчин. Есть предположение, что блондинки появились из-за генетической мутации около 10 тысяч лет назад, они привлекали мужчин своей оригинальностью.

Исследователи из лаборатории по изучению мозга и сознания Калифорнийского университета в Сан-Диего пришли к выводу, что все эти гипотезы ошибочны. Ученые предполагают, что светлые волосы, как павлиний хвост или ярко-красный петушиный гребешок, — это знак пригодности и приспособленности.

Мужчин издревле привлекают блондинки, потому что гораздо легче определить, здоровы они или нет. Исследователи считают, что у них проще, чем у брюнеток, выявить признаки анемии, цианоза (признак сердечных заболеваний), желтухи и кожных заболеваний.

В доисторические времена людей со всех сторон подстерегали микробы и опасные заболевания, поэтому женщине было очень важно привлечь внимание здорового мужчины, чтобы забеременеть и родить жизнеспособного ребенка. Именно тогда блондинки стали так привлекательны для противоположного пола.

Существует и другая гипотеза их популярности. Блондинки менее защищены от воздействия ультрафиолета, поэтому их кожа быстрее стареет, чем у брюнеток. В результате мужчинам гораздо легче определить возраст женщин из-за морщин и пигментных пятен. С возрастом фертильность у женщин снижается, и мужчины предпочитают молодых сексуальных партнерш. Именно поэтому мужчины выбирают блондинок, их возраст проще определить.

Кроме того, легче понять, привлек ли мужчина блондинку, и определить ее сексуальное влечение, поскольку они обычно краснеют. Таким образом, спрогнозировать вероятную реакцию блондинок на ухаживания и то, чем все это закончится, мужчинам проще.

«Говоря кратко, джентльмены предпочитают блондинок, потому что проще определить их возраст и наличие какой-либо болезни. И то и другое снижает фертильность и жизнеспособность потомства», — говорится в отчете.

Запахи дома превращают девочку в женщину

ЗА ПОСЛЕДНЕЕ СТОЛЕТИЕ в индустриальных странах отмечается снижение возраста, в котором у девушек начинается менструация. В Англии эпохи королевы Виктории менструация у девочек начиналась в возрасте 14 лет, а в 1940-е годы возраст снизился до 12,8 года. Исследования, проведенные американскими учеными, показали, что у девочек, рожденных в 1980-е годы, менструация наступает в среднем в возрасте 12,2 года, и в течение каждого десятилетия этот возраст понижается на один месяц.

Начало менструации — очень важный этап для девочки. Было предпринято несколько попыток объяснить, почему время наступления первой менструации изменилось. Говорили, что причина связана с хорошим здоровьем, качеством питания и состоянием окружающей среды. Однако ученые из Университета Рутгерс предложили свое объяснение. Они считают, что всему виной влияние социальных изменений на быт.

Матери проводят гораздо больше времени вне дома, на работе, а отцы, напротив, меньше. Смесь запахов дома изменилась.

Эта теория основана на феромонах, веществах, при помощи которых существа одного вида получают импульсы друг от друга. Было проведено много опытов на животных, так как они обладают лучшим обонянием. Исследования показали, что феромоны воздействуют и на людей.

Установлено, что если женщины проживут несколько месяцев вместе, их менструальный цикл синхронизируется. Кроме того, доказано, что мужчины влияют на менструальный цикл. У женщин, которые мало времени проводят с мужчинами, менструальный цикл длиннее, чем у женщин, которые проводят с ними 3 дня в неделю и более.

Исследователи из Университета Рутгерс указывают на то, что за последние 150 лет возраст, когда наступает менструация, снизился; в этот же период произошли значительные социальные перемены. Вследствие промышленной революции и изменения условий труда сегодня гораздо больше женщин работает. Так, в США количество женщин, работающих вне дома, возросло с 18% в 1890 году до 45% в 1974 году.

А мужчины стали больше времени проводить дома. К этому привело уменьшение продолжительности рабочего дня, вызванное безработицей и изменениями условий труда, а также сокращением сектора тяжелой промышленности, где используется ручной труд. Мужчины получили возможность работать на дому, таким образом они могут проводить с семьей гораздо больше времени.

Кроме того, изменился и состав семьи. У женщин, рожденных в 1881—1885 гг., было 7 детей и более, в то время как только 10% их дочерей имели такие же многодетные семьи.

Исследователи считают, что эти социальные изменения привели к тому, что влияние матерей на девочек, не достигших полового созревания, снизилось (в других обстоятельствах феромоны матери могли отсрочить начало менструации), а влияние отцов возросло, что и привело к снижению возраста, когда наступает первая менструация. Кроме того, ослабло влияние старших сестер, которые больше времени проводят в школе или на работе.

«Мы предполагаем, что феромоны влияют на время начала менструации. И их воздействие определяется тенденциями развития общества, — утверждают исследователи. — Мы считаем, что из-за социальных изменений (промышленная революция, матери, работающие вне дома, более короткая рабочая неделя, маленькие семьи, уменьшение количества сестер) на девочек меньше воздействуют женские феромоны, замедляющие развитие, и в большей мере проявляется влияние стимулирующих, мужских».

Послеродовая депрессия вызвана недостатком секса

ЗАБУДЬТЕ О ТАБЛЕТКАХ, МИКСТУРАХ и психотерапии, секс — лучшее лекарство от депрессии.

Во время полового акта женщина получает не только ласку, а половые гормоны и другие вещества, содержащиеся в семенной жидкости, которые влияют на мозг и настроение. Однако после родов у некоторых женщин отсутствует половое влечение в течение нескольких недель, что приводит к снижению содержания этих составляющих в организме женщины и вызывает послеродовую депрессию.

Исследователи из Университета Отаго в Новой Зеландии установили, что в семенной жидкости содержатся эстроген, тестостерон и как минимум 13 простагландинов (похожие на гормоны вещества, которые воздействуют на нейромедиаторы мозга).

Интересно, что масло энотеры, которое используется для уменьшения предменструального синдрома (депрессии), содержит в большом количестве гамма-линоленовую кислоту, которая в организме превращается в простагландин E1. Одно из исследований показало, что масло энотеры на 74% снижает вероятность депрессии. По данным другого исследования, в организме людей, страдающих депрессией, гораздо меньше простагландина, чем в организме здоровых.

В отчете исследователей Университета Отаго отмечается, что стенки влагалища поглощают гормоны и другие вещества семенной жидкости, так как они хорошо приспособлены для этого благодаря небольшим бороздкам в тканях. В итоге эта смесь проникает в кровь и даже в мозг. Опыты на животных показали, что гормональный уровень в организме может увеличиться в 21 раз благодаря впитывающим свойствам тканей вагины.

Одна из причин уменьшения уровня простагландина в организме женщины после рождения ребенка заключается в том, что из-за беременности снижается количество необходимых жирных кислот и составляющих, из которых образуется простагландин. Кроме того, женщина не получает простагландин от своего партнера, так как сексом начинает заниматься обычно через 4—6 недель после родов. В результате в вагину не поступает гормон и у молодых матерей ухудшается настроение.

Чтобы проверить гипотезу, исследователи наблюдали за женщиной, которая лечилась от депрессии. Она принимала жирные кислоты, чтобы возместить нехватку гормонов, которые должна была получить из спермы мужа. В результате у нее улучшилось настроение, появилось сексуальное влечение и она опять начала заниматься сексом.

«Гормоны, которые содержатся в семенной жидкости, впитываются вагиной. Они влияют на настроение, поведение и образ мыслей женщины, — говорится в отчете. — Если наше предположение верно, значит, семенная плазма должна регулярно поступать в организм, чтобы поддерживать женское психическое здоровье. У многих этнических групп ощущается нехватка мужчин. Если же эта гипотеза подтвердится, то мужчины и их сексуальная активность будут еще больше цениться».

Болезнь десен приводит к малому весу младенцев

ЭТО МЕКСИКАНСКИЙ ПАРАДОКС, он озадачивает ученых на протяжении многих лет. Американки мексиканского происхождения обладают таким же низким социальным статусом, как и афроамериканки (за исключением выходцев из испаноязычных стран). Однако детей с маленьким весом у них рождается меньше, несмотря на то что они одинаково бедно живут. У мексиканок этот уровень приближается к уровню белых американок. Исследователи изучили 1,6 миллиона новорожденных. Уровень рождаемости детей с маленьким весом (менее 2 кг) у белых женщин составляет 5,7%, у американок мексиканского происхождения — 5,2%, а у афроамериканок — 12,5%.

То же самое было отмечено и в других странах. Причина этого феномена до сих пор неясна.

Поиском ответа решили заняться исследователи из Туланского университета, Государственного университета Луизианы и Государственного университета Восточного Теннесси. Они собирали сведения о здоровье этих трех групп. Вот что выяснилось. Заболевание десен напрямую связано с рождаемостью детей, имеющих маленький вес. Заболевание десен было обнаружено у одной трети беременных афроамериканок, 20% — у мексиканок и 10,7% — у белых американок. Другими словами, у мексиканок риск возникновения этого заболевания на 50% ниже, чем у афроамериканок.

Болезнь десен, от которой страдает значительная часть взрослого населения, обычно начинается с возникновения бляшек Биццоцеро — липкого слоя из бактерий и пищи. Это вызывает воспаление десен, кровоточивость и гингивит. Если не начать лечить эту болезнь на ранней стадии, она перерастет в периодонтит, при котором десны разбухают, вокруг зубов образуются полости и в них скапливаются бляшки Биццоцеро. Тяжелая форма заболевания, выявленная у 20% людей, вызывает хроническое воспаление и определенную реакцию иммунной системы, что приводит к усыханию десен, костей и тканей, поддерживающих зубы. Может даже начаться выпадение зубов.

Болезни десен, особенно периодонтит, влекут за собой ряд осложнений и других заболеваний. Они очень разнообразны: атеросклероз, преждевременные роды, высокий уровень сахара в крови, диабет, проблемы с иммунитетом, анемия, болезни органов дыхания, нарушение работы печени и повышение уровня холестерина, ревматический артрит. Более того, есть основания полагать, что таким образом можно объяснить взаимосвязь депрессии и сердечных заболеваний.

Для многих заболеваний десен характерно воспаление. Существует гипотеза, что оно может пагубно влиять на другие органы и ткани. Дантисты, которые удалили зубы у 70 пациентов, страдающих этим заболеванием, заметили, что после санации в крови пациентов уменьшилось количество веществ, вызывающих болезни сердца.

Исследователи из Тулана считают, что периодонтит вызывает воспалительную реакцию, из-за которой в кровь попадают вещества, оказывающие вредное воздействие на беременность. Это может привести к преждевременным родам и малому весу новорожденных.

«Периодонтит увеличивает риск преждевременных родов и влияет на вес новорожденных. У американок мексиканского происхождения значительно реже встречается заболевание десен. Это позволяет предположить, что именно этим фактором объясняется, что у них относительно редко бывают преждевременные роды и рождаются дети с маленьким весом, — говорят исследователи. — Мы считаем, что причина мексиканского парадокса (у мексиканок нечасто случаются преждевременные роды, а новорожденные обычно имеют нормальный вес) заключается в том, что они меньше других женщин из обследованных групп страдают болезнями десен во время беременности, а также после родов».

Презервативы увеличивают риск возникновения рака груди

ПРИ ОБСЛЕДОВАНИИ 300 женщин (среди них были женщины с раком груди) ученые обнаружили странную связь между использованием презервативов и возникновением болезни. Исследования показали, что у женщин, которые начинают использовать барьерные методы контрацепции в начале половой жизни, в 5 раз возрастает возможность развития рака груди.

Арне Гергов из Медицинского университета Пенсильвании считает, что отказ от барьерных методов контрацепции наполовину снижает риск возникновения рака груди. «У женщин, которые используют барьерные методы контрацепции, в 5 раз выше вероятность заболеть раком груди, чем у тех, кто пользуется небарьерными методами, — утверждает исследователь. — Отказ замужних женщин от использования презервативов снижает риск возникновения рака груди не менее чем на 50%».

Гипотеза основана на том, что некоторые компоненты семенной жидкости, в частности простагландин, биологически активны. Простагландин оказывает различное воздействие на организм женщины. Например, он снимает воспалительные процессы, а его синтетические формы применяются для стимулирования зачатия. При использовании барьерных методов контрацепции в женский организм не попадает сперма и он лишается ее защитных свойств.

Для того чтобы подтвердить эту теорию, женщины должны были ответить на ряд вопросов, в том числе и на вопрос, какими методами контрацепции они пользовались с подросткового возраста и до 40 лет. К барьерным методам они отнесли презервативы, прерванный половой акт, длительное воздержание и целибат. К небарьерным методам отнесли диафрагмы, противозачаточные таблетки, внутриматочную спираль, менструальный цикл, губки, крем, спринцевание и стерилизацию.

В результате выяснилось, что женщины, в организм которых в начале половой жизни не поступала сперма или из-за барьерных методов предохранения, или из-за отсутствия фертильности у мужчин, в 4—5 раз более подвержены раку груди. «Это указывает, что барьерные методы контрацепции и отсутствие у мужчин фертильности влияют на возникновение этого заболевания у женщин», — говорится в отчете.

Вполне возможно, что отсутствие фертильности у мужчин искажает результаты, это же относится к пожилым женщинам. Но если принималось значительное количество контрацептивов, риск возникновения заболевания увеличивается в 3—5 раз.

5

ЭТО ПРОИСХОДИТ ИЗ-ЗА СОЛНЦА (ЛУНЫ)

Солнечные дни делают мужчин вспыльчивыми

ОСТЕРЕГАЙТЕСЬ ОБЩЕСТВЕННЫХ ЛИДЕРОВ и вспыльчивых мужчин летом. Будьте особенно осторожными в августе. Это рекордный месяц по началу войн, захватов и другого проявления насилия. Люди начинают демонстрировать агрессивность — от словесных оскорблений и враждебности до краж со взломом при отягчающих обстоятельствах.

В чем причина? Вполне возможно, считают ученые, она заключается в продолжительности светового дня и ее влиянии на вещества, синтезируемые в центральной нервной системе, например серотонин. Он участвует в регуляции настроения и содержится в популярных антидепрессантах, используемых в терапевтических целях.

Уже давно замечено, что продолжительность светового дня влияет на психическое состояние: может привести к появлению маниакального синдрома, депрессии, суициду или обострению психического заболевания. Действительно, чем меньше света, тем чаще случаются подобные расстройства. Скандинавские исследователи доказали, что депрессивные состояния чаще всего возникают в зимние месяцы, другими исследователями было установлено, что в этом процессе участвует серотонин.

Однако нас интересует, может ли продолжительность светового дня вызывать не только депрессивное состояние, но повлечь за собой нечто иное? Возможно ли, что избыток света делает людей более вспыльчивыми и раздражительными?

Для того чтобы понять, есть ли такая связь, исследователи из Университета Бен Гуриона (Израиль) проанализировали данные четырех континентов. Они изучили сведения о различных по степени жестокости преступлениях, о датах начала более чем 3 тысяч войн и других проявлениях враждебности. В итоге ученые пришли к выводу, что, несмотря на то что все начиналось из-за экономических, религиозных, националистических и других причин, немалую роль в принятии окончательного решения сыграла агрессия.

Раздражительность отдельных людей имеет сезонный характер. Так, в Северном полушарии «сезон» жестоких преступлений наступает в июле—августе, и их количество снижается в декабре—феврале. В Южном полушарии, наоборот, пик приходится на декабрь—январь и спад на июнь—июль.

Выяснилось, что в обоих полушариях в летний период происходит в 2—3 раза больше жестоких преступлений. Ненасильственные преступления случаются в течение всего года и никоим образом не связаны с продолжительностью светового дня или временем года.

Когда ученые проанализировали даты начала войн, они обнаружили ту же закономерность. В Северном полушарии пик приходился на август, а спад — на декабрь и январь.

«Годовой ритм проявления агрессии в Северном и в Южном полушариях и годовой ритм продолжительности светового дня в тех же регионах имеют положительную корреляцию», — говорят исследователи. Они считают, что их открытие имеет большое значение для предотвращения преступлений и войн и обеспечения правопорядка. Ученые утверждают, что отвечающий за это механизм управления химическими процессами мозга еще не изучен, но вполне возможно, что он един для коллективного и индивидуального проявления агрессии.

Основной «подозреваемый» — серотонин. Супрахиазматические ядра (важная часть мозга, которая влияет на циркадный ритм) содержат большое количество серотонина. Опыты на животных доказали существование связи между увеличением агрессивности и низким содержанием серотонина в организме.

Исследования людей дали те же результаты. У агрессивных солдат уровень серотонина в организме низок, то же самое наблюдается у убийц и самоубийц.

«Исходя из этого можно предположить, что сезонное изменение количества серотонина в мозге эмоциональных пациентов (у которых обнаружено расстройство функции производства серотонина), агрессивных людей и аффективных личностей, вызванное изменениями продолжительности светового дня, приводит к насильственным преступлениям и к массовому проявлению враждебности».

Солнце вызывает шизофрению

НЕСМОТРЯ НА ТО ЧТО шизофрения уже более века отнесена к явным психическим расстройствам и достаточно хорошо изучена, она до сих пор остается загадкой. По сей день неизвестна причина ее возникновения. Считается, что причина кроется в генах, однако не отвергаются и другие факторы: вирусы, стресс, употребление лекарств и тяжелое детство.

У этого заболевания есть определенные эпидемиологические черты. Ученые, например, выявили связь между местом и датой рождения и риском развития заболевания. В Северном полушарии чаще всего страдают шизофренией люди, рожденные в феврале и марте. На развитие детского мозга влияет нехватка солнечного света, которая приводит к низкому содержанию витамина D в организме.

По другой теории, Солнце тоже упоминается, но не в связи с нехваткой витамина D или ультрафиолетовым излучением, а из-за пятен на нем. Согласно этой гипотезе, пятна на Солнце влияют на мозг. Это происходит из-за невидимых, но оттого не менее опасных магнитных бурь, которые внезапно накрывают Землю.

Может показаться странным, что событие, которое большинство людей не замечают, оказывает такое сильное воздействие на жизнь и здоровье, однако это подтверждено учеными. Установлена связь между солнечной активностью и эпидемиями гриппа, уровнем рождаемости, частотой эпилептических припадков, переломами шейки бедра у пожилых женщин, иммунной активностью, асоциальным поведением и продолжительностью жизни. Исследования показали, что во время активности пятен на Солнце в психиатрические лечебницы поступает больше пациентов и ухудшается состояние психически больных людей.

В отчете отмечается, что пятна на Солнце — это относительно холодные зоны, появляющиеся на его поверхности. Это явление может продолжаться в течение нескольких дней. Магнитное поле солнечных пятен в тысячу раз превышает магнитное поле Земли.

Найти взаимосвязь с тем, что происходит за миллионы километров от нашей планеты в открытом космосе не так уж сложно, как может показаться на первый взгляд. Ученые провели исследования на предмет установления связи между самочувствием и пятнами на Солнце. В отчете говорится о роли микроволн: микроволновое излучение Солнца увеличивается в тысячу раз во время вспышек активности и возникновения пятен. Опыты на животных показали, что при этом увеличивается количество кортизола в организме и животные больше подвержены стрессу. Область мозга, которая отвечает за преодоление стресса, также имеет отношение к развитию шизофрении.

Кроме того, вполне возможно, что активность пятен на Солнце приводит к низкому уровню содержания цинка у плода, а это может вызвать повреждения тканей мозга, которым для нормального развития необходим цинк. Те, кто генетически предрасположен к этому заболеванию, находятся в зоне особого риска. В отчете говорится: «Это доказывает, что шизофрения может возникнуть из-за некоего фактора, связанного с активностью пятен на Солнце».

Однако ученых интересует вопрос, почему, если возникновение этого заболевания связано с активностью Солнца, нет ни одного документально зафиксированного случая шизофрении ранее 1800 года? В отчете говорится, что исследования, проведенные при помощи радиоактивного углерода, показали, что в период с 1000 по 1715 год Солнце не было настолько активно, на нем редко возникали пятна и их количество никогда не было более 50. Это, по мнению ученых, объясняет, почему в медицинской литературе нет описания случаев шизофрении вплоть до 1800 года. Позднее же количество зафиксированных случаев постоянно росло.

Солнце регулирует продолжительность жизни

ВОЗМОЖНО, БУДУЩЕЕ ДЕЙСТВИТЕЛЬНО планируется на небесах. Современные исследования доказали, что дата рождения и положение Солнца влияют не только на здоровье и благосостояние, но и на долголетие, настроение и одаренность. Но эта теория мало связана с астрологией. Жизнь и долголетие не зависят от того, рождены ли вы под знаком Тельца или Овна, на них больше влияет, где и когда вы родились, а если быть более точным, то географическая широта и солнечное излучение.

Если человек родился на широте 53° с.ш., которая проходит через северную часть Англии, включая Ливерпуль, то вероятность того, что это будет одаренная творческая личность, высока, однако у плода очень низкие шансы выжить. Те, кто родился на этой широте, часто становятся математиками.

Как известно, с географической широтой связаны продолжительность дня и уровень излучения ультрафиолета. А это в свою очередь оказывает хорошее или плохое воздействие на развивающийся плод.

Существует ряд гипотез о том, каким образом географическое положение и генетические факторы влияют на уровень заболеваемости. Однако, по мнению современных исследователей, во всем виновато ультрафиолетовое излучение. Идея заключается в следующем. Уровень ультрафиолетового излучения влияет на ткани зародыша путем мутации ДНК, что вызывает предрасположенность к тем или иным заболеваниям или, наоборот, защищает от них.

«В это сложно поверить, но то, где и когда мы были рождены, влияет на всю нашу последующую жизнь. Это не астрология, это наука. И если вы задумаетесь над этим, вы поверите. Солнце существует несколько миллиардов лет, и было бы странно, если бы наша жизнь не была с ним связана. Мы к нему приспосабливаемся, оно влияет на нас. В 98% случаев оно оказывает на нас благотворное воздействие, но в 1—2% — разрушающее», — говорит доктор Джордж Дэвис, американский физик, проводивший исследование.

«Мы обнаружили, что географическая широта, или колебание освещения, приводит к стрессовому состоянию иммунной системы, особенно на широте 53—54° с.ш. Практически у всех людей это приводит к болезням. Мы считаем, что цикл солнечной активности — это основной двигатель эволюции, который заставлял организм человека приспосабливаться к мутагенной ультрафиолетовой радиации. Кроме того, вред, который причиняла солнечная активность, мог спровоцировать генетические изменения».

Для того чтобы проверить эту теорию (влияние ультрафиолетового излучения на иммунную систему), были проведены исследования, в ходе которых изучались 37 наиболее распространенных видов заболеваний у 250 тысяч человек в штате Мэн. Даты рождения жителей сопоставили с уровнем солнечной активности. В результате выяснилось, что заболеваемость людей, рожденных в периоды наибольшей солнечной активности, повышалась на 28%. «Трудно поверить, чтобы это было случайностью. Должна быть связь между этим людьми, страдающими разнообразными заболеваниями в течение семи циклов солнечной активности. Мы считаем, что солнечная радиация — причина всех генетических нарушений», — считают исследователи.

Ультрафиолетовое излучение может изменять химический состав мозга на ранней стадии развития эмбриона. Ученые провели исследование, в ходе которого выяснилось, что наиболее выдающиеся математики нескольких последних веков были зачаты в большинстве случаев во время летнего солнцестояния. Проанализировав место рождения выдающихся математиков за последние 400 лет, ученые выяснили, что 54% из них родились на широте 53° с.ш.

«Мы считаем, что самая большая интенсивность ультрафиолетового излучения наблюдается на широте 54° с.ш. На этой широте люди больше всего подвержены стрессу и заболеваниям. Однако люди, рожденные здесь, более одаренные», — говорит доктор Дэвис.

Группа из организации Psybernetics Inc. (штат Мэн) работала над той же проблемой. Ученые считают, что каждые 10 лет солнечное излучение усиливается, вызывая дополнительное повреждение ДНК. В результате, по их мнению, максимальная продолжительность жизни не превысит 100 лет.

«Мы нашли доказательство того, что Солнце влияет на продолжительность жизни долгоживущих организмов. Несмотря на то что солнечная активность возрастает каждые 8—14 лет, мы выяснили, что в 28% случаев радиация увеличивается на 300%», — говорит доктор Дэвис. Эти всплески радиации повреждают ДНК, и из-за этого мы не можем противостоять заболеваниям. Наши организмы способны выдержать только 100 лет постоянного облучения. После этого мы погибнем.

Солнце воздействует на эпидемии гриппа

НА ПРОТЯЖЕНИИ ВЕКОВ АСТРОНОМЫ пытаются понять значение пятен на Солнце. Впервые их заметили в древнем Китае около двух тысяч лет назад. Затем их существование подтвердили Галилео Галилей и его современники (благодаря более мощным телескопам), это произошло незадолго до гонений, которые обрушил на них Ватикан в связи с распространением теории гелиоцентрической системы мира, согласно которой не Земля, а Солнце находится в центре Солнечной системы.

Сейчас известно, что пятна на Солнце — это небольшие темные участки, которые появляются на Солнце, они холоднее остальной поверхности. Тем не менее, несмотря на то что они холоднее, с их появлением активность Солнца увеличивается.

Магнитная активность, которая сопровождает появление пятен на Солнце, может привести к изменению уровня ультрафиолетового и рентгеновского излучения Солнца. Она вызывает нагревание и расширение атмосферы Земли и увеличение озонового слоя. Некоторые ученые считают, что длительный период отсутствия солнечной активности может привести к похолоданию. Кроме того, по их мнению, это могло стать причиной малого ледникового периода 1645—1715 годов.

Если солнечные пятна оказывают сильное воздействие на температуру нашей планеты, возможно, они обладают и другими свойствами? Могут ли они быть связаны с эпидемиями гриппа?

Исследователи из Университета Гонконга считают, что пятна на Солнце не только связаны с этими эпидемиями, по ним можно спрогнозировать следующий всплеск этой болезни. По мнению этих ученых, это произойдет в 2008—2013 годах.

Гипотеза заключается в следующем. Пятна на Солнце влияют на климат, который в свою очередь воздействует на поведение и миграционную активность птиц, а они являются переносчиками вируса гриппа.

Эпидемия гриппа может быть очень опасна: например, эпидемия испанки в 1918 году убила больше американцев, чем все войны XX века вместе взятые. К пандемии может привести внезапная мутация вируса, из-за которой возникнет разновидность гриппа подтипа А. Этот новый вирус — смесь нескольких вирусов животных, однако две последние эпидемии гриппа вызваны смесью вирусов животных и людей. Когда это происходит так внезапно и стремительно, люди становятся абсолютно беззащитными.

Миграционное поведение диких птиц — переносчиков вируса гриппа — влияет на скорость распространения заболевания и зависит от климата. Исследователи из Гонконга считают: есть основания полагать, что солнечная активность воздействует на климат и миграционное поведение некоторых видов птиц обусловлено вспышками на Солнце. Другие исследователи утверждают, что прилет некоторых птиц, например кукушек, ласточек и жаворонков, откладывается, когда на Солнце появляются пятна.

Установлено, что распространение вирусов среди животных происходит через зараженную воду на фермах, находящихся в зоне миграции птиц. Климатические изменения могут привести к увеличению контактов животных, а это повысит вероятность появления нового вируса.

Чтобы подтвердить свою теорию, ученые изучили данные, связанные с эпидемиями гриппа с 1700-х по 2000-е гг. Обнаружено, что чем больше появляется пятен на Солнце, тем выше становится риск заболеваемости.

«Возможно, цикл солнечной активности — это недорогой и достаточно простой способ прогнозирования эпидемий гриппа. Следующая эпидемия ожидается в период с 2008 по 2013 год, мы предупреждены, а следовательно, сможем подготовиться и принять соответствующие меры», — утверждают ученые.

В приступах подагры виновна Луна

НА ПРОТЯЖЕНИИ ВЕКОВ МНОГИЕ ЯВЛЕНИЯ приписывались влиянию Луны — от психического нездоровья до снижения фертильности. Но никто до сегодняшнего дня не пытался установить взаимосвязь Луны с приступами подагры. Авторы гипотезы считают, что частота приступов подагры зависит от фаз лунного цикла и гравитации Луны, которая влияет на острые кристаллы в распухших пальцах ног, вызывая сильную пульсирующую боль.

Подагра вызвана отложениями мочевой кислоты, скапливающейся из-за проблем с пурином, который содержится во всех тканях человеческого организма и во многих продуктах питания, в том числе в печени, фасоли и горохе. При нормальном обмене веществ эта кислота проходит через почки и выводится из организма с мочой, однако если ее слишком много, она может скапливаться в крови. С током крови кислота проникает в суставы, чаще всего больших пальцев ног, и там формируются кристаллы, которые вызывают воспаление и нестерпимую боль.

Очень часто вспышки болезни случаются без какой-либо видимой причины. Ученые из Института изучения ревматизма (Словакия) постарались выяснить, причастна ли к этому Луна, и если да, то какова ее роль. Для того чтобы выявить связь между лунным циклом и этим заболеванием, они опросили пациентов, жаловавшихся на приступы подагры.

В результате выяснилось, что Луна влияла на приступы подагры, причем чаще всего в период между новолунием и полнолунием, что связано с приливами и отливами.

«К утверждению, что Луна воздействует на жизнь и организм человека, обычно относятся скептически. А это приводит к неправильной статистической обработке информации. По нашим данным, вообще не существует отчетов, отражающих изучение взаимосвязи Луны и подагры», — говорят исследователи. Ученые, которые установили похожую связь между лунным циклом и бронхиальной астмой у детей, считают, что основная задача — объяснить механизм воздействия Луны.

Одна из гипотез указывает на то, что в этом замешан мелатонин — гормон, управляющий многими процессами в организме, выделение которого зависит от суточного чередования света и темноты. Другая идея заключается в том, что Луна воздействует на сами кристаллы. Приступы подагры происходят в период между новолунием и полнолунием из-за ослабевающего воздействия гравитации Луны на кристаллы.

Таким образом, во время новолуния и полнолуния лучше всего держать под рукой болеутоляющие средства.

Боли в груди вызваны Луной

СПОНТАННЫЙ ПНЕВМОТОРАКС — скопление воздуха в груди — может привести к разрыву легких. Чаще всего это случается с высокими худыми мужчинами в возрасте от 20 до 40 лет. Причина — небольшие трещинки в легких или киста, заполненная жидкостью, которую называют «булла».

Часто это принимают за астму или кистозный фиброз; во многих случаях нет никаких видимых причин для возникновения заболевания, симптомы которого — боль в груди, затрудненное дыхание и кашель.

Выдвигался целый ряд причин: изменение давления в связи с переменой погоды, гроза и то, как эти факторы воздействуют на кисту в легких. Было замечено, что когда давление повышается, киста часто лопается.

Исследователи из Института профилактической и клинической медицины Братиславы попытались найти лучшую версию. Они использовали данные осмотра пациентов. Они обследовали 203 мужчин и 41 женщину в возрасте до 30 лет, и у всех были эти симптомы.

Исследователи обнаружили, что существует определенный тип обострений; их частота и время возникновения не случайны, они укладываются в двухнедельный цикл. Когда ученые проанализировали данные, выяснилось, что имеется две фазы пикового времени для больных людей: одна фаза наступает за неделю до новолуния, другая — сразу после него.

Непонятно, каким образом Луна оказывает такое воздействие, но ученые считают, что это связано с гравитацией, то же самое происходит и с приливами. Небольшого изменения давления во время лунного цикла в определенное время может быть достаточно для того, чтобы киста лопнула.

Луна воздействует и на водный баланс мелких воздухоносных путей дыхательной системы и может вызвать закупорку, а это в свою очередь приведет к разрыву кисты.

«Насколько нам известно, еще никто так далеко не заходил в изучении взаимосвязи влияния Луны и спонтанного пневмоторакса. При помощи гравитации Луна воздействует на человека, также она вызывает и приливы с отливами, — говорят исследователи. — Наиболее выдающееся открытие — это пиковая фаза, которая наступает за неделю до новолуния. Затем наступает вторая пиковая фаза — через неделю после новолуния. Нужны дальнейшие исследования и обработка статистических данных, для того чтобы опровергнуть мнение, что это миф или выдумка романтиков».

Как погода влияет на настроение

ВОТ УЖЕ МНОГИЕ ГОДЫ УЧЕНЫЕ ПЫТАЮТСЯ ПОНЯТЬ, каким образом погода влияет на настроение и поведение людей.

Почему люди чувствуют себя наиболее подавленно ночью или же зимой? Почему они чувствуют себя более счастливыми в солнечные дни и несчастными в дождливые? Почему предчувствие грозы вызывает грусть? И самое интересное: что воздействует на поведение и настроение людей за три дня до ветра *sharav** в Израиле?

В этом участвуют свет, темнота, ветер и температура, но каков механизм?

Исследователи из больницы Хиллсайда в Нью-Йорке считают, что всему причиной атмосферное электричество. Его изменения влияют на рефлекторные точки человеческого организма, таким образом происходит воздействие на вещества мозга, которые отвечают за настроение.

Одна из популярных форм альтернативной медицины — акупунктура, согласно методикам которой в определенные точки тела вставляются иглы. Это делается для того, чтобы избавить пациента от большого количества недомоганий: от боли в шее и остеоартрита до зубной боли и ночного недержания мочи.

Многочисленные примеры доказывают эффективность акупунктуры. Традиционная гипотеза сводится к тому, что иглоукалывание регулирует жизненную энергию *Qi*, которая циркулирует по невидимым каналам в нашем организме, предотвращая закупорку и увеличивая ток этой энергии, что приводит к выздоровлению. Существуют и более современные объяснения. Иглы способствуют выделению эндорфинов — веществ, которые нам помогают себя хорошо чувствовать. Или же это связано с болевыми рецепторами либо стимуляцией нервной системы. В последнее время стали использовать электроакупунктуру, когда применяются не иглы, а пульсирующий электрический ток.

---

* Sharav — сухой и жаркий южный ветер, который дует периодами от 2 до 5 дней в мае—июне и в январе—октябре. — *Примеч. ред.*

Итак, если воздействовать на определенные точки можно при помощи электричества, то на них могут влиять и ощутимые изменения в атмосферном электричестве. По мнению исследователей, атмосферное электричество имеет много общего с акупунктурой. Действительно, иглы можно рассматривать как некие антенны или воздушные линии.

Ученые утверждают, что когда определенные погодные условия воздействуют на эти активные точки, происходит изменение настроения. Опыты на животных показали, что иглоукалывание и электроакупунктура стимулируют выделение серотонина и норэпинефрина — веществ мозга, которые отвечают за настроение.

«Атмосферное электричество обладает акупунктурными свойствами, которые вызывают изменения нейромедиаторов мозга и таким образом влияют на настроение и поведение людей, — говорят исследователи. — Из-за этого происходят изменения в функционировании нейромедиаторов центральной нервной системы, что влечет за собой изменение психического состояния».

Почему жители Гренландии меньше подвержены раку

УЧЕНЫЕ ДО СИХ ПОР НЕ МОГУТ ОБЪЯСНИТЬ особенности географического распространения рака. В одной местности случаев онкологических заболеваний больше, в другой — меньше. Например, уровень заболеваемости раком предстательной железы в Китае в 500 раз меньше, чем в США, где такой уровень в 2 раза больше, чем в Швеции. Очень часто причиной заболевания является образ жизни и система питания. Так, например, раком легких чаще всего заболевают курильщики, а изобретение холодильника и, как результат, снижение употребления солений, копченой и маринованной пищи повлекло за собой снижение заболеваемости раком желудка. Рацион западного общества, помогающий насытиться и зарядиться энергией, содержит большое количество вредных жиров, но в нем мало необходимых жирных кислот. Это увеличивает риск появления рака и других заболеваний.

Однако случается, что в местностях, где у людей одинаковый образ жизни и один и тот же рацион питания, уровень заболевания раком различен, и это невозможно объяснить при помощи имеющихся данных. Одна из тайн заключается в том, что жители арктических областей (Гренландия, Аляска и Северная Канада) очень редко заболевают гормонально-зависимыми формами рака, в основном это относится к раку груди, но также к раку яичников и раку предстательной железы.

Ученые из Университета Кельна считают, что рак груди реже встречается в арктических областях, потому что люди, живущие там, не ведут западный образ жизни. Однако факт, что в последнее время увеличились случаи заболеваемости раком, к появлению которого привело употребление алкоголя и курение, а также определенная пища, указывает на то, что западный образ жизни уже пришел в эти страны. Ученые усомнились в гипотезе, что богатый жирами рацион питания способствует возникновению рака груди, потому что с 1930-х годов содержание жира в рационе жителей арктических областей и Запада примерно одинаково.

Итак, если нельзя объяснить это явление различиями в образе жизни и рационе питания, — в чем же причина?

Одно из основных отличий арктических областей от остальных территорий — это естественное освещение. В этих широтах оно очень сильно и зависит от времени года. Так, зимой Солнце не встает над линией горизонта на протяжении нескольких недель, но есть и периоды круглосуточного дневного света.

Мелатонин, выделяемый эпифизом и реагирующий на свет и темноту, участвует в возникновении рака груди. Этот гормон выделяется в большом количестве в темноте, а из-за современного освещения, которое можно использовать в любое время суток, уровень мелатонина в организме стал более низким. Исследования показали, что низкое содержание мелатонина в крови может повлечь за собой развитие гормонально-зависимых форм рака, например рака груди и рака предстательной железы.

Ученые из Университета Кельна пришли к выводу, что из-за того, что жители Арктики меньше подвергаются воздействию света, в их организмах содержится больше мелатонина, и это уменьшает риск возникновения гормонально-зависимых форм рака. В течение года уровень гормона увеличивается. Исследователи говорят: «Если наша теория верна, то благодаря большому количеству мелатонина в организме жители арктических областей меньше подвержены гормонально-зависимым формам рака в отличие от людей, живущих южнее».

6

ЛАК ДЛЯ ВОЛОС, ВОЛОСАТОСТЬ И ДРУГИЕ ПРИЧИНЫ РАЗВИТИЯ РАКА

Освещение ночью вызывает рак

ПОГАСИТЕ СВЕТ, ВЫДЕРНИТЕ ШНУР ПИТАНИЯ ТЕЛЕВИЗОРА ИЗ РОЗЕТКИ, задерните шторы, наденьте маску для сна... В этом случае вы проживете дольше.

Выключение света может быть полезно не только в борьбе с глобальным потеплением и не только ради спасения нашей планеты: это также снижает риск возникновения рака. В наше время большинство людей день и ночь подвергаются воздействию дневного или искусственного освещения того или иного вида, а оно очень отличается от естественного, к которому приспособлен человеческий организм с его биологическими часами. В доисторические времена освещение было совершенно другим. Было светло днем и темно ночью. Это означает, что люди жили по биологическим часам и подчинялись мелатонину — гормону, который выделяется эпифизом в темноте и позволяет человеческому организму понять, когда следует спать, а когда бодрствовать.

Производство мелатонина увеличивается к середине ночи и затем постепенно сокращается к восходу солнца. Выделение гормона прекращается под воздействием света, а это значит, что если ночью у вас горит свет, в вашем организме не вырабатывается достаточного количества этого вещества, которое, кроме того, является антиоксидантом, противостоящим многим заболеваниям. Опыты на животных показали, что мелатонин может предотвращать повреждения ДНК, приводящие к развитию некоторых форм рака.

Стивен Паули, исследователь из Айдахо, считает, что, возможно, именно из-за того, что мы подавляем выделение мелатонина, включая свет ночью, настолько высок уровень заболеваемости раком груди и раком прямой кишки в развитом мире. Эта гипотеза заслуживает большего внимания. Паули говорит, что есть доказательства того, что ночное освещение вызывает развитие рака груди и рака кишечника у людей, работающих посменно. Исследователь обращает внимание на то, что современные светильники испускают больше синего излучения, чем керосиновые лампы и лампы накаливания, а синий свет препятствует выработке мелатонина.

Паули считает, что меры предосторожности должны быть приняты уже сейчас. Осветительные приборы следует проектировать таким образом, чтобы они не нарушали естественного биоритма человека. Нам следует спать в абсолютной темноте, использовать в домах и на улицах освещение, которое не будет слепить и не будет иметь синего излучения, а в офисах надо использовать естественное освещение или белое освещение полного спектра.

Ночью освещение должно быть тусклым, желто-оранжевого цвета. Для чтения следует использовать лампы накаливания, а не флуоресцентные, и не надо оставлять телевизор включенным, когда ложитесь спать. Если на улице яркое освещение, нужно закрыть окна плотными шторами. А люди, работающие посменно, должны спать днем в полной темноте или в маске для сна.

«Пока исследователи не получили научного подтверждения, что “неправильное” ночное освещение способствует развитию рака, тем не менее следует принимать меры предосторожности по использованию ежедневного освещения, — говорит Паули. — Люди, работающие посменно, должны знать: из-за того что они работают ранним утром, у них могут возникнуть проблемы со здоровьем. Риск развития рака груди и рака кишечника возрастает с увеличением количества смен».

Собаки вызывают у женщин рак груди

СЕГОДНЯ МНОГОЕ ИЗВЕСТНО О ПРИЧИНАХ РАЗВИТИЯ РАКА ГРУДИ. Но неужели это правда, что содержание дома собаки увеличивает риск возникновения этого заболевания?

По мнению ученых из Университета Мюнхена, животные могут приобрести вирус от грызунов и передать его человеку. Они обнаружили, что 8 женщин из 10, у которых обнаружен рак груди, держат или держали собак. «Данные опубликованных исследований и наши собственные наблюдения навели нас на мысль, что собаки могут быть причастны к развитию рака груди», — говорят ученые.

Рак груди — актуальная проблема. Чаще всего он развивается под воздействием окружающей среды, а в 5—10% случаев заболевание обусловлено наследственностью. Кроме того, в наше время открыты вирусы, например вирус Эпштейна—Барра и вирус папилломы, сопутствующий раку шейки матки.

Исследователи из Мюнхена изучили некоторые случаи заболевания раком груди. Выяснилось, что чаще всего больные держали дома не кошек, а собак. В действительности 79,7% пациентов контактировали с собаками, прежде чем у них диагностировали рак груди. И только 4,4% не держали животных, как и 57,3% людей из контрольной группы. Таким образом, содержание животного дома в 29 раз увеличивает риск развития рака.

Кроме того, следует обратить внимание на данные исследований норвежских ученых. Они отметили, что из 14 400 собак в 53,3% случаев обнаружен рак молочной железы. Затем исследователи решили выявить общего возбудителя этого заболевания у людей и собак. Это оказался вирус опухоли молочной железы мышей, из-за которого у грызунов развивается рак молочной железы, скорее всего, взаимосвязанный с возникновением рака груди у людей. Ученые предположили, что собаки и другие животные являются переносчиками этого или подобных вирусов.

Собака — одно из наиболее близких к человеку животных, она передает человеку вирус от мышей. Собаки выслеживают других животных при помощи носа, т. е. таким образом они могут вдохнуть возбудителей любой инфекции, в том числе и возбудителей рака груди.

Исследователи считают, что эта теория объясняет, почему восточные женщины подвергаются особому риску, переезжая в западные страны. «Восточные женщины редко держат дома собак. Переезд на Запад меняет их образ жизни и предпочтения, в том числе и в отношении собак. А это в свою очередь увеличивает риск развития рака груди после переезда на Запад, — объясняют ученые. — Домашние собаки — переносчики вируса опухоли молочной железы мышей и подобных ему вирусов. Именно этим можно объяснить частоту возникновения рака груди у жителей западных стран и взаимосвязь этого заболевания с более высоким уровнем жизни».

Ученые предполагают, что разработка и изучение вакцины против собачьего рака молочной железы поможет найти противоядие от рака груди у людей.

Электрическая пишущая машинка — причина рака груди

СЭМЮЭЛ МИЛХЭМ, ИЗУЧАЯ МАГНИТНЫЕ ПОЛЯ, столкнулся с интересным явлением. Он обнаружил, что в офисах, где он работал, самым сильным магнитным полем обладают электрические пишущие машинки. Там, где они были расположены, оно равнялось 100 МГц, в то время как в других частях офиса — 2 МГц и менее.

В то время он не обратил на это внимания. Однако спустя несколько лет Милхэм просматривал результаты исследований и заметил, что более чем у 9 тысяч женщин был диагностирован рак груди. И вот тогда он понял, что это, возможно, связано с тем, что он обнаружил во время своих опытов. Смертность секретарей и машинисток была гораздо выше обычной. Если принимать во внимание возраст и факторы риска, было спрогнозировано 592 смерти. А в действительности умерли 774 женщины. Далее выяснилось, что очень часто от рака груди умирают женщины, работающие машинистками и так или иначе связанные с набором текста.

Милхэм был заинтригован, поэтому совместно со своими коллегами из Вашингтонского государственного департамента здоровья провел ряд исследований в ремонтных мастерских пишущих машинок четырех городов США. Выяснилось, что у некоторых пишущих машинок магнитное поле было 400 МГц. А на уровне груди излучение составляло 50 МГц. 9 из 16 машинок излучали магнитное поле в 5 МГц, а 5 из 16 — в 40 МГц на уровне груди.

Исследователи утверждают, что рак груди развивался не только у женщин, но и у мужчин, если они подвергались постоянному воздействию магнитных полей. Однако сегодня пишущие машинки заменили компьютерами, а им свойственно более низкое магнитное излучение. «Рак обладает длительным латентным периодом, поэтому многие сегодняшние случаи возникновения рака груди могут быть следствием работы на электрической пишущей машинке в прошлом. В дальнейшие исследования рака груди должен быть включен и этот вопрос», — говорят ученые.

Волосатые люди менее подвержены раку

ПЕРЕСТАНЬТЕ БРИТЬСЯ, ДЕЛАТЬ ЭПИЛЯЦИЮ И ПОДСТРИГАТЬСЯ и тогда вероятность развития рака у вас снизится.

По мнению исследователей, мода на удаление волос с головы, лица и тела может быть вредной, потому что волосы защищают лимфатические узлы от ультрафиолетового солнечного излучения.

Этим вопросом занялась доктор Светлана Комарова из канадского Университета Макгилл. Она нашла удивительную взаимосвязь между волосяным покровом и распределением поверхностных лимфатических узлов. Взаимосвязь позволяет предположить, что волосы защищают лимфоузлы и щитовидную железу, а это очень важно, потому что лимфатические узлы подвержены раку.

«Современная мода диктует свои условия: бритые подмышки, эпиляция в области бикини для женщин, чисто выбритое лицо (а в некоторых случаях и тело) для мужчин. Если моя теория верна, будут заметные последствия», — говорит Комарова.

Мы понимаем, что шерсть животных обладает защитными свойствами, но в отношении человека нет единого мнения. Кроме того, дерматологи утверждают, что у волос нет никакой жизненно необходимой функции. А что, если они все же обладают защитным действием? Для того чтобы ответить на этот вопрос,

Комарова в первую очередь решила выяснить, что покрывают волосы. И она обнаружила, что это лимфатические узлы, железы, которые играют ключевую роль в противостоянии иммунной системы всем инфекциям и заболеваниям. В них производится лимфа — жидкое вещество, которое циркулирует в нашем организме и очищает его. Лимфоузлы расположены в паху, подмышках, на шее, под челюстью и подбородком и на затылке. Комарова указывает на то, что все эти зоны покрыты волосами.

Известно, что лимфосистема причастна к развитию рака. Раковые клетки отделяются от опухоли и по лимфатическому руслу попадают в другие органы, где появляются новые опухоли.

После того как Комарова установила зоны, которые защищают волосы, она постаралась понять, от чего они защищают. Она рассмотрела многие факторы, в том числе и холод, но выделила жару и ультрафиолетовое излучение, которое считается одной из причин возникновения рака.

Хорошо, если волосы так важны — то почему их нет на лице у женщин? И почему мужчины лысеют?

Отсутствие волос на лице у женщин может быть обусловлено тем, что им не требуется такое количество волос благодаря защитным свойствам эстрогена. Мужской же гормон тестостерон повышает чувствительность и уязвимость мужчин, поэтому им просто необходима дополнительная защита, своеобразный барьер между лимфоузлами и Солнцем.

Вторая слабая сторона гипотезы — облысение. Лимфатические узлы головы защищает череп, именно поэтому им менее необходима дополнительная защита волос. Кроме того, доказано, что в небольшом количестве радиация оказывает полезное воздействие на мозг. Возможно, то, что лысые мужчины часто оказываются умнее, не просто совпадение. Связь между Солнцем, мозгом и уровнем интелекта в некоторых обстоятельствах делает облысение предпочтительной чертой.

«Я считаю, что волосы жизненно необходимы. Они защищают лимфоузлы и гениталии от чрезмерного ультрафиолетового излучения и жары, — считает Комарова. — Данная гипотеза требует дальнейших исследований функции волос, растущих на лице. Мужчины только выиграют от того, что перестанут бриться. Если эта теория подтвердится, она повлияет не только на дальнейшее развитие медицины, но и на моду, экономику и искусство».

Слишком стремительное прекращение курения приводит к раку легких

ПОРАЗИТЕЛЬНОЕ ОТКРЫТИЕ СДЕЛАЛИ МЕДИКИ, проанализировав случаи развития рака легких у пациентов, которых они лечили. Разумеется, каждый больной курил, однако все они бросили курить ровно за месяц до того, как им был поставлен диагноз.

Доктора были удивлены связью между временем диагностирования рака легких и недавним отказом от вредной привычки, которая прослеживалась во многих случаях. Поэтому они решили уделить больше времени изучению истории пациентов. Обнаружилось, что за последние 4 года в 312 случаях был поставлен диагноз рака легких. А в 182 случаях пациенты прекращали курить за 5—15 месяцев до выявления заболевания.

Каждый раковый больной в возрасте от 47 до 74 лет курил как минимум 25 лет, выкуривая около 20 сигарет в день. А курение, без сомнения, способствует развитию рака легких. По данным Cancerbackup — ведущей организации, поддерживающей онкологических больных в Европе, курение — это причина возникновения большинства разновидностей рака легких. Рак легких может развиться и у некурящих людей, однако это маловероятно. Риск возрастает с каждой выкуренной сигаретой. Сигареты с фильтром и низким содержанием смолы незначительно снижают вероятность развития рака. Курильщики гораздо сильнее рискуют заболеть, чем некурящие.

Правда ли, что раковая опухоль становится больше и болезнь прогрессирует, если резко бросить курить? Неужели спонтанное физическое изменение после более чем четверти века курения оставляет наш организм без защиты?

Исследователи из Мангалуру (Индия) считают, что внезапное изменение привычек может вывести из строя восстановительные способности организма, что вызовет бесконтрольное деление клеток и увеличение раковой опухоли. Одна из гипотез заключается в следующем. Когда человек резко бросает курить, начинается восстановление клеток, поврежденных длительным курением, но эта восстановительная работа настолько интенсивна, что выходит из повиновения.

Из этого вытекает, что заядлым курильщикам не стоит советовать бросить курить немедленно, им нужно постепенно избавляться от вредной привычки. Иммунной системе нужно время, чтобы привыкнуть к переменам.

«Есть поразительная связь между внезапным прекращением курения и развитием раковых опухолей. Она настолько явная, что ее невозможно игнорировать или считать совпадением, — говорят исследователи. — Есть основания полагать, что резкий отказ от вредной привычки приводит к волне восстановительных работ в организме, который пытается вылечить поврежденные ткани дыхательных путей. Однако этот процесс протекает неправильно, вызывая бесконтрольное деление клеток и рост раковых опухолей».

Ученые считают: чтобы пролить свет на этот вопрос, потребуются дальнейшие исследования. Табак убил уже слишком много людей. Или еще недостаточно?

Рак проще всего выявить летом

ЕСЛИ РАК ДИАГНОСТИРОВАТЬ ЗИМОЙ (это относится не ко всем его видам), пациент, скорее всего, не выживет.

Исследователи из Института изучения рака (Осло) пришли к выводу, что если рак диагностировать летом или осенью, а не зимой, риск смерти в первые 18 месяцев снижается на 30—50%. Это касается некоторых видов заболевания: рака груди, легких, кишечника, лимфомы Ходжкина и рака предстательной железы. Для всех этих разновидностей характерно одно общее свойство: повышенная смертность, связанная с диагнозом, поставленным зимой.

Почему это происходит, до сих пор неизвестно. Однако можно предположить, что оказывает влияние Солнце, или холод, или жара, или некий другой фактор, возникающий из-за сезонных изменений погоды.

Первым «подозреваемым» был витамин D. Большая его часть в наш организм поступает благодаря Солнцу, точнее, ультрафиолетовому излучению, и зимой его уровень в нашем организме недостаточен. Витамин D улучшает состояние костей и здоровье в целом. Но неужели его роль настолько важна, что нехватка может привести к развитию рака?

В поисках других факторов группа норвежских исследователей обратила внимание на фолиевую кислоту, витамин группы B, который рекомендуют беременным женщинам, чтобы избежать дефектов развития эмбриона. Фолиевая кислота необходима для размножения клеток, а также для роста плода. Примечательно, что количество детей, рожденных с дефектом из-за недостатка фолиевой кислоты, напрямую зависит от времени года.

Суть данной теории заключается в том, что солнечная радиация может уменьшать количество фолиевой кислоты в организме и снижать скорость деления клеток. Это хороший способ подавить быстрорастущие раковые клетки.

Опыты на животных подтвердили эту гипотезу. Они показали, что дефицит фолиевой кислоты замедляет развитие раковых опухолей, а ультрафиолетовое излучение уменьшает ее уровень в организме. Сезонные изменения количества фолиевой кислоты были отмечены также у пациентов, больных псориазом, которые проходят курс лечения ультрафиолетовым облучением.

Исследователи говорят, что фолиевая кислота очень чувствительна к ультрафиолетовому излучению. Они считают, что у людей, живущих близко к экватору, темная кожа потому, что она служит защитой от снижения уровня фолиевой кислоты в организме под действием солнечной радиации.

«Смертность от некоторых видов рака в Норвегии действительно зависит от времени года и объясняется фоторазложением фолиевой кислоты под действием солнечного света. Уровень фолиевой кислоты в сыворотке крови пациентов снижается летом и осенью, — констатируют ученые. — Если наша гипотеза о разложении фолиевой кислоты в крови верна, то она сыграет важную роль в прогнозировании рака. Анализ крови на содержание фолиевой кислоты будет оправдан».

Лак для волос вызывает рак

ОДНА ИЗ ТАЙН РАКА ГРУДИ связана с тем, что до сих пор неизвестно, почему уровень заболеваемости раком и смертность от него так сильно отличаются у разных этнических групп одной страны.

Некоторые факторы, влияющие на развитие данного заболевания, едины для всех этнических групп. Это время начала менструации, менопаузы и рождения первого ребенка; количество родственников, больных раком груди; мутация генов, чрезмерное ожирение и злоупотребление спиртными напитками. Однако уровень заболеваемости у афроамериканок значительно отличается от уровня заболеваемости у белых женщин. В целом у них намного реже встречается рак груди, однако они чаще от него умирают. Кроме того, афроамериканки на 50% чаще заболевают в возрасте от 20 до 29 лет, чем белые женщины. У афроамериканок в возрасте до 40 лет чаще развивается рак груди, несмотря на то что они раньше рожают первого ребенка (это фактор, который снижает вероятность возникновения заболевания у белых женщин).

Если не брать в расчет наследственный фактор, увеличивающий риск развития заболевания, основная его причина — эстроген. И чем активнее воздействие эстрогена, тем выше риск возникновения рака. Может ли существовать различие в уровне эстрогена, которое объясняло бы превалирование заболевания у одной из рас? Действительно ли афроамериканки подвергаются более сильному воздействию эстрогена, и если это так, то почему?

Вопрос заинтересовал исследователей из Института по изучению рака Питсбурга, Университета Нью-Йорка и Техасского университета. Они пришли к выводу, что это происходит из-за использования средств личной гигиены: лака для волос и средств по уходу за кожей, содержащих гормональные вещества и плаценту.

Афроамериканки находятся в зоне риска, потому что они чаще пользуются этими косметическими средствами. Ученые обнаружили, что они (дети и взрослые) в 6—10 раз чаще, чем белые женщины, пользуются средствами личной гигиены. Афроамериканки начинают их использовать для ухода за кожей и волосами уже в детском возрасте. Более того, они могут подвергаться воздействию этих веществ еще в утробе, если мать пользуется средствами личной гигиены во время беременности.

Согласно гипотезе, эстроген попадает в ткани молочной железы или в раннем возрасте ребенка, или в период вынашивания плода. Проникая в ткани, гормон может вызвать злокачественные образования в раннем возрасте, а в дальнейшем они разовьются.

Некоторые исследования свидетельствуют о том, что продукты, содержащие эстроген, могут привести к преждевременному половому созреванию детей. Так, был зафиксирован случай, когда средство, найденное на подгузниках, содержало эстроген, это привело к развитию вторичных половых признаков у восьмимесячного малыша.

«Постоянное воздействие эстрогена, ксеноэстрогена и ксеногормонов в материнской утробе, в раннем возрасте и последующие годы приводит к тому, что у молодых афроамериканок развивается рак груди. Постоянное влияние этого вещества повышает риск летального исхода и у молодых, и у пожилых, — говорят исследователи. — Люди имеют право знать, содержат ли препараты, которые они используют или покупают своим детям, компоненты, повышающие риск возникновения опасного заболевания, в том числе рака. Во многих странах это право игнорируется современными политиками.

Органы здравоохранения должны настоять, чтобы производители средств личной гигиены предоставляли информацию о том, содержатся ли в их продукции гормоны и использовались ли они в прошлом. Одновременно с этим родителей и опекунов следует предупредить, что детям противопоказаны средства, в которых присутствуют гормоны и (или) плацента».

Цвет кожи и рак груди

ИЗВЕСТНО, ЧТО ЭСТРОГЕН играет ключевую роль в развитии рака груди.

В зоне риска оказываются женщины, у которых рано началась менструация (до 12 лет) или поздно наступила менопауза (после 55 лет), бездетные или родившие первого ребенка в возрасте старше 35 лет. Эти факторы влияют на эстроген, и многие лекарства против рака груди блокируют действие этого женского гормона. В опухоли молочной железы было обнаружено около 80% эстрогеновых рецепторов, 60% из них поддаются гормональному лечению. Кроме того, считается, что эмбрионы, которые подвергаются воздействию эстрогена, находятся в зоне риска.

Легко установить время наступления первой менструации или начала менопаузы, учесть количество родов и таким образом определить степень риска развития рака груди. Однако с утробными плодами дело обстоит гораздо сложнее: невозможно узнать, подвергались ли они воздействию эстрогена, и если да, то каково это воздействие.

Исследователи из Университета Центрального Ланкашира считают, что многое зависит от цвета кожи. Возможно, у каждой расы цвет кожи — это своеобразная метка, говорящая о внутриутробном воздействии эстрогена на плод. Чем светлее кожа у людей одной расы, тем большему воздействию эстрогена они подвергались и тем выше риск развития рака груди.

Пигментация кожи лица и открытых участков тела становится интенсивней под действием ультрафиолетового излучения. Она называется конститутивной пигментацией, определяется по цвету внутренней поверхности предплечья и зависит от генов.

«Мы предполагаем, что конститутивный цвет кожи у женщин — это метка пренатального и последующего уровня эстрогена в организме. Из этого вытекает, что женщины с более светлой кожей (в пределах одной этнической группы) подвергались большему воздействию эстрогена, чем женщины с более темной, — говорят исследователи. — Таким образом, эти отметки могут помочь спрогнозировать вероятность развития рака груди».

Ученые утверждают, что цвет кожи зависит от пола человека, т. е. на пигментацию влияют и тестостерон, и эстроген, во всех странах женщины всегда более светлокожие, чем мужчины. Гендерные (половые) различия становятся наиболее заметны в пубертатный период: кожа девочек становится светлее, чем у мальчиков. У женщин подкожный слой жира (он служит источником эстрогена) больше, возможно, поэтому их кожа светлее.

Эту гипотезу подтверждает и другая метка внутриутробного гормонального воздействия: соотношение длины второго (указательного) и четвертого (безымянного) пальцев рук. Более длинный безымянный палец указывает на то, что плод подвергался большему воздействию тестостерона, а более длинный указательный палец — знак влияния эстрогена.

Исследования показали, что у женщин с более светлой кожей указательный палец длиннее. Самое поразительное, что предрасположенность к раку груди тоже сопряжена с более развитым указательным пальцем.

Ученые считают, что в дальнейших исследованиях надо сравнить цвет кожи пациентов с диагнозом рака груди и здоровых людей соответствующего возраста. «Кожа больных будет светлее. Бледная кожа может также указывать на раннюю стадию рака, наличие в опухоли эстрогеновых рецепторов и быстрое протекание заболевания», — утверждают исследователи. Цвет кожи может помочь в лечении заболевания, потому что женщины с более светлой кожей легче подвергаются воздействию блокирующих препаратов.

7

КАК ИЗЛЕЧИТЬСЯ ОТ БОЛЬШИНСТВА ЗАБОЛЕВАНИЙ И СТАТЬ ВЫШЕ

Лекарство от запора

ЗАПОР — ЭТО СОСТОЯНИЕ, которое невозможно проигнорировать, к тому же оно весьма неприятное. С этой проблемой сталкивался каждый третий.

Это состояние, при котором невозможна дефекация, может причинять боль. Вы не можете освободить кишечник, хотя он и напряжен, несмотря на все ваши потуги в течение 10 минут, или вы вообще не испражняетесь целых 3 дня. Обычно это происходит из-за низкого содержания клетчатки в пище, недостатка физической активности и нехватки воды. Однако такие факторы, как стресс, депрессия, беременность, изменения в рационе и путешествия могут сделать эти симптомы мучительными.

На протяжении многих лет предлагались разнообразные натуральные средства — от лакрицы, фиников и вареных капустных листьев до редиса, отрубей и какао. Кроме этого, существует большое количество продаваемых без рецепта слабительных средств, применяются психотерапия и клинический мониторинг. Некоторым людям что-то помогает в определенное время, однако требуется новое лекарство от того, что мучает более 2 миллионов британцев.

Считалось, что уже невозможно придумать что-либо новое, однако исследователи из Тегеранского медицинского университета нашли средство, которое поможет как минимум половине населения.

Их идея заключается в следующем. Во время дефекации помассируйте головку пениса или клитор, это поможет вам справиться с проблемой. Дело в том, что массаж вызовет сокращение основных генитальных и анальных мышц. Это называется бульбо-кавернозным рефлексом анальной области. В результате активизации анальных мышц и повышения внутреннего давления облегчается испражнение.

«Массирование половых органов во время дефекации приводит к сокращению анального сфинктера и увеличению ректального давления. Затем происходит стимулирование ректальных сенсорных нервов и начинается испражнение, — говорят исследователи. — Этот простой способ поможет вам снизить частоту возникновения запоров и очистить кишечник. Разумеется, должны быть проведены клинические испытания, чтобы подтвердить эффективность этого средства».

Орехи помогут избавиться от зубной боли

УЧЕНЫЕ СТАВЯТ ОПЫТЫ НА СЕБЕ не только в фантастических романах и фильмах ужасов. На протяжении многих лет научные открытия делались благодаря тому, что исследователи были готовы проводить эксперименты на себе, для того чтобы найти способы лечения многих заболеваний, в том числе холеры и желтой лихорадки.

Дантист Гораций Уэллс изучал действие веселящего газа: вдыхая его, он удалил себе один или два зуба; Уильям Мортон, пионер анестезии, едва не погиб во время одного из экспериментов; Джесси Лэзер заражал себя тропическими болезнями; а Вернер Форсман тестировал катетеры, вставляя трубку в вену на руке и направляя ее к сердцу.

В недалеком прошлом Барри Маршалл сознательно сделал себе инъекцию нового вида бактерий *Helicobacter pylori*. Он долго болел, однако его открытие помогло найти совершенно новый способ лечения язвы желудка. За это Барри Маршалл и его коллега Робин Уоррен были удостоены Нобелевской премии в области медицины.

Самые заметные открытия совершают первооткрыватели. Однако ученые, работающие в менее опасных областях и ставящие не такие впечатляющие опыты, тоже готовы принести себя в жертву науке.

Так же поступил и Чарльз Вебер из Северной Каролины. Он рисковал своим здоровьем, пытаясь вылечить гнойник под зубом при помощи кешью. По словам Вебера, во время опыта он выяснил следующее: грамположительные бактерии, которые вызывают гниение зубов, воспаление сальных желез, туберкулез и проказу, можно убить при помощи анакарда — масла, содержащегося в скорлупе кешью и самом орехе.

Орехи богаты химически активным веществом — анакардиновой кислотой. Опытным путем было выяснено, что они помогают уничтожать *Streptococcus mutans,* микробы, которые приводят к гниению зубов. По мнению Вебера, эта кислота способна справиться с бактериями за 15 минут. «Я провел четыре опыта. Я питался только кешью на протяжении суток, и каждый раз это помогало мне вылечить гнойники. Не было никаких явных побочных действий. В пятый раз для лечения потребовалось несколько дней. Вполне возможно, что вам стоит съедать по 50 граммов кешью в день, если у вас нет аллергии на этот сорт орехов».

Кожаная обувь лечит заболевания

ЭТО ОЧЕНЬ НЕОБЫЧНЫЙ ЭКСПЕРИМЕНТ, но насколько он окажется полезным? Неужели, если надеть ботинки с кожаной подошвой, окропленной сульфатом магния, образуется электрический ток, который входит в одну вашу ногу, а выходит из другой, что помогает укрепить кости, справиться с подагрой и вылечить артрит?

Исследования проводились в течение 4 месяцев. Пожилой (57-летний) доброволец клал в свою обувь магний, чтобы посмотреть, что произойдет. В итоге не только улучшилось его здоровье и ему стало легче дышать, но он похудел на 9 кг.

Эту гипотезу выдвинули тасманские ученые. Они считают, что все дело в электролитическом воздействии тока на тело. Ток проходит через тело, воздействуя на химический баланс организма и повышая энергию.

Благодаря циркуляции тока в теле достигаются замечательные успехи: укрепляются кости, кроме того, таким образом можно контролировать заболевания, связанные с мочевой кислотой, например подагру. По мнению ученых, поток электронов входит в одну ногу и выходит из другой, если вы стоите двумя босыми ногами на земле. Ноги тогда действуют как электроды.

Предварительные исследования, в ходе которых использовались стальные колья, показали, что сила тока очень мала. Однако осталось два неразрешенных вопроса. Во-первых, возможно ли, что электрическая сопротивляемость человеческого тела настолько сильна, что электрический ток не сможет войти в одну ногу и выйти через другую? И, во-вторых, будут ли ноги себя вести так же, как стальные колья?

Для того чтобы ответить на эти вопросы, исследователи вбили два стальных кола в землю. Когда доброволец встал на них в ботинках с синтетической подошвой, ничего не произошло, однако когда он разулся, ток прошел по его телу от одной ноги к другой. А в третий раз он надел ботинки с кожаной подошвой. Выяснилось, что кожа гораздо лучше пропускает электричество, чем синтетические материалы, и позволяет току проникать в тело.

Однако какое действие это может оказать на болезни? Для того чтобы выяснить это, ученые провели опыт с мочевой кислотой, которая вызывает множество недугов. Они решили узнать, можно ли ее расщепить, используя ток небольшой силы.

Во время одного из опытов через раствор мочевой кислоты пропустили постоянный ток, используя в качестве электродов пластинки из нержавеющей стали. Через 24 часа на дне стакана образовался коричневый осадок. Это свидетельство того, что произошла химическая реакция. По мнению ученых, вполне возможно, то же самое происходит и в человеческом организме, что позволяет держать под контролем заболевания, возникающие из-за отложений мочевой кислоты. К сожалению, подошва современной обуви чаще всего сделана не из кожи, а из синтетических материалов. А это значит, что люди не смогут воспользоваться преимуществами кожаной обуви в полной мере. Но существует простой выход: надо покупать обувь на кожаной подошве или использовать химически обработанные стельки, которые могут проводить электрический ток.

«По сравнению с той пользой, которую это принесет, замена вашей обуви на ботинки с токопроводящей подошвой не будет вам дорого стоить, — говорят исследователи. — Есть основания полагать, что циркуляция естественного тока в организме очень полезна. Именно с его помощью можно достичь замечательных результатов. Состояние ваших костей улучшится, а заболевания, вызванные мочевой кислотой, артрит и нервные расстройства будут меньше вас беспокоить».

Средство от икоты

КАЖДЫЙ ИСПЫТАЛ НА СЕБЕ, что такое икота. Большинство избавляется от нее за несколько секунд или минут, но у некоторых она длится часы, дни и даже недели.

Икота возникает из-за непроизвольного сокращения диафрагмы — мышцы, которая отделяет грудь от живота. Характерный звук возникает потому, что блокируется трахея из-за закупорки надгортанника. Его назначение неизвестно, однако он выполняет, по-видимому, определенные функции, поскольку не исчез в ходе эволюции и его можно обнаружить у внутриутробных плодов. Было выдвинуто множество объяснений. Одно из них рассматривало икоту как отголосок водного прошлого — она предотвращала попадание воды в легкие. Это явление может быть пережитком сосательного рефлекса.

Не важно, каковы причины икоты. Это неприятно, заставляет вас краснеть, а кроме того, может долго длиться и причинять боль. На протяжении нескольких веков люди пытаются найти лекарство от икоты. Все это время предлагались разнообразные, иногда причудливые способы лечения. Вы можете прополоскать горло водой, попросить кого-нибудь похлопать вас по спине, сделать глоток виски, надуть воздушный шарик, съесть ложку сахара, приложить холодную ложку к спине, а в последнее время предлагают съесть ложку арахисового масла или мороженого.

Некоторым такие средства помогают, однако это не панацея. В Медицинском колледже Кастурба (Индия) нашли замечательный способ избавления от икоты. Надо просто засунуть палец в горло.

«Мы испробовали эту простую методику на многих людях и убедились в ее эффективности. Она вызывает рвотный рефлекс. Надо только достичь пальцами основания языка и слегка надавить, даже самая сильная икота прекратится, — говорится в отчете исследователей. — Вы можете использовать любой способ, чтобы вызвать рвотный рефлекс и тем самым спасти человека от икоты, а вместе с ней от напряжения и тревоги».

До сих пор не изучено, как действует рвотный рефлекс. Это сокращение задней стенки горла служит для предотвращения блокировки мышц. Касание небной занавески или основания языка либо даже просто попытка это сделать у большинства людей вызывает рвотный рефлекс. Возможно, шок или внезапное изменение дыхания приводит рефлекс в действие, и это каким-то образом заставляет мышцы вернуться в начальное положение и останавливает икоту. Есть и другое объяснение: ваш мозг занят выполнением одного действия и забывает про икоту, а это разрывает цепь.

Чтобы нос начал дышать, гудите по 120 раз в день

ХРОНИЧЕСКИЙ РИНОСИНУСИТ — это заболевание, которым страдает приблизительно 50 миллионов американцев и европейцев. Это хроническое воспаление носовых ходов и пазух, которое может длиться более 3 месяцев. Вот его симптомы: заложенность носа, трудности с дыханием, сниженное обоняние, а в более тяжелых случаях — появление полипов в носу.

Неизвестно, что вызывает это заболевание. Однако исследователи из Клиники Мэйо в Миннесоте предполагают, что возбудителем болезни является грибок. Иммунная система пытается подавить его, поэтому начинается воспалительная реакция, что приводит к слизисто-водянистым выделениям из носа, кашлю, боли в горле, головной и зубной боли.

Чтобы избавиться от этих симптомов, используют антибиотики, болеутоляющие средства, кортикостероиды и даже хирургическое вмешательство для очищения носовых ходов. Однако лекарство до сих пор не найдено.

Если причина заболевания действительно связана с грибком, справиться с ним можно при помощи окиси азота. Этот ядовитый для бактерий и грибков газ естественным образом производится в дыхательных путях. Есть основания полагать, что с его помощью можно уничтожить грибок. Но как достичь высокой концентрации окиси азота в очаге грибка?

Ответ прост: гудите. Техасский исследователь Джордж Эби считает, что уровень окиси азота можно увеличить в 15—20 раз при помощи гудения. В своем отчете он ссылается на первый документально зафиксированный случай лечения пациента при помощи гудения. Мужчина 64 лет болел риносинуситом, осложненным сильными головными болями, кашлем и бессонницей. Он перепробовал все: стероидное прижигание, аспирин, цинковые лепешки, антигистаминные средства, противоотечные препараты и антибиотики. Каждый раз улучшение было незначительным или вообще не наступало.

После неудач он попробовал гудеть. Причем гудеть нужно с правильной частотой и с соблюдением определенных интервалов. Самая эффективная частота — 130 Гц.

В первый раз, перед сном, он гудел в течение часа со скоростью 18 гудений в минуту. Затем последующие 4 дня он гудел на низких частотах 60—120 раз в четыре захода.

Когда мужчина проснулся после первого сеанса, его нос не был заложен, а дышать стало легче. Единственное отмеченное побочное действие — головокружение, которое возникает, если гудеть слишком сильно.

В отчете также говорится, что если гудеть в течение получаса, это поможет справиться с простудой: «Гудите по 60—120 раз 4 раза в день, в том числе перед сном, и вы избавитесь от неприятных симптомов. Однако вероятность того, что этот метод позволит избежать медикаментозное или хирургическое вмешательство, мала». Исследователи предостерегают хрупких женщин и детей: «Способность гудеть снижена у них из-за мелких черт лица, поэтому им предстоит более напряженная, чем мужчинам, работа».

Водителям тоже следует проявлять осторожность: «Головокружение — побочный эффект долгого и сильного гудения, поэтому не делайте это упражнение, находясь за рулем или во время занятий, которые требуют повышенного внимания».

Магниты помогут вам стать выше

ЕЖЕГОДНО ТРАТЯТСЯ ОГРОМНЫЕ СУММЫ на таблетки, микстуры и растяжки, которые разработаны, чтобы помочь низкорослым людям стать выше. Говорят, что существуют пищевые добавки, которые прибавят сантиметры к вашему росту, упражнения на растяжку и разнообразные методики, при помощи которых стимулируется выделение гормонов, участвующих в процессе роста. К сожалению, чаще всего единственное, что растет, это фантазия. Один из способов, который действительно сделает вас выше, — это операция: в ходе нее ломаются и разделяются кости, что стимулирует рост костных тканей, чтобы ликвидировать разрыв. Эта ортопедическая хирургическая операция очень болезненна, дорогостоящая и требует много времени. К ней прибегают только в исключительных случаях, чтобы помочь людям очень низкого роста.

Однако общество, где высокий рост престижен и в котором низкорослость рассматривается как серьезный недостаток в сфере личных отношений, при приеме на работу и в других областях жизни, нуждается в быстродействующем средстве для увеличения роста. Чтобы удовлетворить эту потребность, медики из Индии предложили новый безболезненный и относительно недорогой способ стать выше. Все, что для этого нужно, это укрепить на ногах магниты.

Все довольно просто. Обычно магниты используются для того, чтобы притягивать, но в данном случае для того — чтобы отталкивать. Нужно привязать к наружной поверхности обеих ног или бедер (если хотите удлинить их) по два мощных кольцевых магнита, оставляя между ними небольшое расстояние. Магниты должны быть установлены таким образом, чтобы их отталкивающиеся поля были расположены во встречном направлении. Если они не будут крепко привязаны, то начнут отталкиваться. Смысл заключается в том, что, поскольку магниты закреплены неподвижно, участку тела между магнитами (а с ним и костям) придется увеличиваться. Другими словами, поле, возникающее под действием сил отталкивания, приведет к удлинению костей.

Ученые из Медицинского колледжа Кастурба провели ряд исследований, в результате которых выяснилось, что это действительно может дать эффект. «Воздействие магнитного поля, продолжительность лечения, выбранные кости (большая берцовая и бедренная) — все это можно изменять по желанию пациента. Мы не сомневаемся, что благодаря дальнейшим исследованиям нам удастся усовершенствовать и стандартизировать данную процедуру и добиться лучшего результата», — говорят ученые.

Исследователи предположили, что магниты могут иметь применение в лечении переломов. Их поддержали ученые из Калифорнийского университета, которые предложили замечательный способ лечения синдрома впалой груди у детей с помощью магнитов. Один магнит вживляется в грудину, другой — в корсет, которые следует носить в течение 3 месяцев. Магниты притягиваются, и в результате грудная клетка принимает нормальную форму. Доктора, которые уже начали применять эту методику, утверждают, что это революционное средство способно заменить операцию, во время которой приходится проводить несколько дней в больнице, а затем восстанавливаться в течение недель и даже месяцев.

Пейте воду, чтобы снизить риск возникновения болезней сердца

ВПОЛНЕ ВОЗМОЖНО, ЧТО ОКЛЕВЕТАННЫЕ жировые отложения на стенках артерий абсолютно ни при чем.

Считается, что отложения жира виновны в возникновении атеросклероза, повышают риск развития сердечных заболеваний и приводят к инфаркту, однако это всего лишь попытка организма защитить себя.

В том, что в кровеносных сосудах образуются отложения, играет роль не жир, который поступает с пищей, а температура тела. Когда мы едим высококалорийную пищу, температура в области груди и живота повышается. Если она не снижается, коронарные и абдоминальные (брюшные) артерии начинают использовать липиды, или жиры, чтобы нормализовать температуру.

Впрочем, чтобы предотвратить повышение температуры, можно просто выпить воды. «Надо пить воду до, во время или после приема пищи, чтобы уменьшить ее осмолярность*. Особенно важно пить больше воды в жару», — говорят исследователи из Калифорнийского управления по вопросам здравоохранения.

Атеросклероз развивается под действием жировых веществ, например холестерина, которые создают жировой слой на стенках сосудов. Это уменьшает кровоток, в результате образуются сгустки крови, из-за которых случаются сердечные приступы. Болезни сердца — одна из основных причин смертности во всем мире. Некоторые исследователи считают, что это связано с переизбытком холестерина в организме, диабетом, курением и высоким давлением — все это повреждает стенки артерий.

Калифорнийские ученые полагают, что, несмотря на массу гипотез, ни одна из них не может исчерпывающе объяснить, почему развивается болезнь. Пришло время смены парадигмы. В докла-

---

* Осмолярность — суммарная концентрация всех растворенных частиц в 1 литре раствора. — *Примеч. ред.*

де говорится, что существует достаточно доказательств того, что калорийная еда повышает температуру тела. Опыты на животных показали, что употребление фруктозы повышает температуру кишечника, а питье воды не влияет на температуру. Если ее не снизить, поднимется температура тела и крови. Эту температуру труднее понизить, чем температуру в области живота и груди, где гораздо больше жировых отложений.

Аорта, самая большая артерия организма, сама себя защищает от перегрева при помощи жировых отложений на стенках. Именно это и способствует развитию атеросклероза, а не употребление жирной пищи. «Употребление в пищу жира не вызывает выброса тепла и не является причиной атеросклероза. Это заболевание может развиться и у тучных, и у худых людей», — считают исследователи.

Если причина — повышенная температура, то ее можно снизить, выпив воды. Жидкость не только остудит живот и грудь, но и поможет избавиться от излишнего тепла при помощи мочи. Рекомендуется выпивать 1—1,5 мл воды на одну килокалорию. «Эта новая перспективная гипотеза подтверждается данными научных исследований», — утверждают ученые.

Лекарство от большинства заболеваний

НЕСМОТРЯ НА ТО ЧТО ВСЕ МЫ КОГДА-ЛИБО сидели на диете или со-бирались это сделать, количество полных людей и заболеваний, возникающих из-за ожирения, бьет все рекорды. В некоторых странах количество тучных людей превышает 20%, больше половины населения страдает от ожирения или избыточного веса, а стройность является привилегией меньшинства.

Факты указывают на то, что диеты помогают некоторым людям, но не всегда, а для большинства они остаются совершенно бесполезными. Проблема заключается в том, что количество заболеваний, связанных с лишним весом, — храп, бесплодие, гипертония, сердечная недостаточность, диабет, рак — продолжает расти.

Нам просто необходима высокоэффективная диета, которая поможет справиться с лишним весом, похудеть и предотвратить или вылечить болезни. Но какой должна быть подобная диета?

Сделаем шаг назад и вернемся к рациону шимпанзе.

Ханс Демелт из Вашингтонского университета в докладе «Самый полезный рацион: как избавиться от болезней» отмечает, что, возможно, стоит вернуться к грубой пище. В далеком прошлом — примерно 5 миллионов лет назад — предки современного человека жили в тропических лесах Южной Африки, их рацион эволюционировал на протяжении 20 миллионов лет. Затем предприимчивые члены племени вышли в саванну и стали питаться мясом, обгладывая кости крупных травоядных животных, пойманных хищниками. Это было началом эволюционной цепи, которая закончилась появлением *Homo sapiens*.

«Люди размножались и все дальше уходили от идеального рациона. Так продолжается до наших дней, сегодня очень многие придерживаются гамбургеровой диеты», — говорит ученый. Рацион тех, кто остался жить в лесу, претерпел незначительные изменения, и они эволюционировали в *Homo troglodytes*, т. е. в шимпанзе, наших ближайших родственников. Их рацион на 75% состоит из фруктов, на 20% — из листьев и коры деревьев и на 5% — из продуктов животного происхождения. Необходимые жирные кислоты, которые, как известно, защищают человека от многих заболеваний, включая рак и порок сердца, составляют практически половину их рациона.

Демелт считает, что это наиболее правильный рацион для человека, доказанный 20 миллионами лет эволюционного развития. «Общие предки людей и обезьян не готовили потребляемую ими пищу. Затем произошли изменения; рацион большого количества американцев, состоящий из бургеров, основан на мясе, зерновых, бобовых и картофеле. Эти продукты следует готовить, — говорится в отчете. — В результате люди стали менее здоровыми. Нам нужно совмещать рацион обезьян с полезными продуктами из супермаркета. Это поможет нам взять лучшее от двух миров».

Лекарство от смерти

НЕСТАРЕЮЩИЕ ПОРТРЕТЫ, эликсир молодости, страна вечного детства, Питер Пен... Люди всегда стремились открыть секрет молодости, долголетия или вечной жизни, пытаясь отыскать Священный Грааль. Вуди Ален сказал: «Некоторые надеются достичь бессмертия, оставив после себя потомство или творения. Я хочу достичь бессмертия, продолжая жить».

Медицина пытается найти способ преодолеть смерть, а религия обещает жизнь после смерти. В Древнем Египте боролись со смертью при помощи мумифицирования. В наши дни некоторые миллионеры дают команду заморозить свои тела после смерти, они надеются, что их можно будет разморозить через сотни лет, когда будет найдено лекарство от всех болезней.

Неужели смерть неотвратима?

«Простые философские размышления о природе нашей жизни наталкивают на поразительное открытие: смерть можно предотвратить при помощи технологии, которая существует на протяжении веков», — говорит Чарльз Олсон, исследователь из Делавэра.

Он считает, что замораживание тела, или криоконсервация, — это правильное направление. Однако ученые упустили один нюанс. Смерть можно обмануть, но не размораживая старое тело, а используя химически сохраненные органы для того, чтобы сделать точную копию.

Разум, по его мнению, — основа жизни. Мозг — это компьютер, а разум — процесс его работы. Мозг каждого человека индивидуален и уникален, поэтому стоит сохранять именно его в надежде на вечную жизнь. Идея Олсона заключается в следующем. Если рассматривать мозг как «машину», а разум — как «программное обеспечение», то почему его нельзя переместить в другую «машину», как это делают с компьютерными программами? Кроме того, он считает, что ткани мозга постоянно обновляются, молекулярное строение мозга на момент смерти отличается от того, с которым мы родились. Вживление мозга в новое тело — это неожиданный, но естественный поворот событий.

Химическая консервация мозга после смерти — способ сохранить его образец не мертвым и не живым, но ожидающим. В будущем, возможно 100 веков спустя, основываясь на этом образце, ученые создадут новый мозг, чтобы вдохнуть в него разум.

«Консервация мозга — это временное торможение жизненных функций. Имеется в виду сознание, а не биологические процессы, подобно тому как наркоз временно отключает наш разум. Таким образом, консервация мозга — это выключение сознания на длительный, но обязательно временный срок (это напоминает долгий, глубокий сон), — говорится в отчете. — Это может показаться абсурдным сегодня, но не через 100 веков. Рано или поздно мы канем в историю. И настанет будущее. Может быть, это будет первый день вашей новой жизни».

8

ЗАЩИТНЫЕ СВОЙСТВА ГЕЛЬМИНТОВ, КОШЕК И СОБАК

Домашние животные предотвращают сердечные приступы

НЕСМОТРЯ НА МЕДИЦИНСКИЕ ДОСТИЖЕНИЯ и информированность о вреде курения и несбалансированного рациона, самая высокая смертность приходится на болезни сердца. Каждый год от них умирают 110 тысяч человек в Великобритании и 600 тысяч в США. Около 6 миллионов людей страдают сопутствующими заболеваниями, например ангиной.

Доказано, что многие болезни и вредные привычки увеличивают риск сердечной недостаточности. Это гипертония, диабет, высокое содержание холестерина в организме, курение, плохое питание. Но кроме этого на работу сердца влияют и психологические факторы: беспокойство, стресс, депрессия. Выяснилось, что одинокие люди гораздо больше подвержены болезням сердца, а женатые пары меньше. Вероятность умереть от сердечной недостаточности у людей, которые никогда не вступали в брак, на 38% больше. Общительные люди, у которых много друзей, в меньшей степени подвержены этому заболеванию.

До сих пор неясно, каким образом общительность и дружба понижают риск заболевания, а их нехватка повышают его. Одна из теорий основана на эмоциональном стрессе, из-за которого повышается уровень адреналина, образуются сгустки крови, а это повышает вероятность развития сердечной недостаточности или вызывает сердечный приступ. Общение помогает справляться с эмоциональным стрессом и контролировать уровень адреналина.

Многими исследованиями доказана целительная сила партнерских или брачных взаимоотношений. Однако не означает ли это, что люди, которые больше общаются с животными, чем с людьми, обречены?

Эту точку зрения не разделяют ученые из Университета Пурдью (штат Индиана). Они утверждают, что общение с животными также целительно. Тысячи жизней могут быть спасены благодаря домашним любимцам.

Доказано, что между человеком и животными (особенно собаками) может установиться очень крепкая привязанность. Если у вас есть домашний любимец, между вами возникает особая близость, у вас появляется близкое существо, которое никогда не осудит, и вы не будете одиноки. Это все относится и к человеческим взаимоотношениям, и именно это защищает от стресса, одиночества, депрессии и беспокойства — всего, что увеличивает риск возникновения сердечных заболеваний.

Ученые приводят данные, свидетельствующие о том, что домашние животные на 2—3% снижают вероятность смертельного исхода после сердечного приступа. «Такое же снижение риска в совокупности с профилактикой в США поможет спасти 6—12 тысяч жизней ежегодно», — говорят они.

«Мы живем в эпоху развитых медицинских технологий. Жизнь противоречива, до сих пор никто не попытался изучить, какое воздействие на ишемическую болезнь сердца и на ее предотвращение оказывают те существа, что имеются во многих домах и считаются признаком благосостояния, т.е. домашние животные, — говорят исследователи. — Мы считаем, что домашние любимцы положительно влияют на психику человека и помогают своим хозяевам выжить после инфаркта».

Пользуйтесь лифтом для естественных родов

ЭТОМУ ФЕНОМЕНУ НЕТ рационального объяснения. В больницы были доставлены 198 беременных женщин, у которых предполагались трудные роды. Сорок две из них разрешились от бремени естественным образом, произошло это внезапно и стремительно, и им не потребовалось предписанное кесарево сечение.

Когда роженицы были доставлены в больницу, были приняты обычные в этом случае меры, но это не помогло им. Однако за несколько минут до начала операции каждая из них родила естественным способом. Многие разрешились от бремени уже по пути в операционную, а некоторые — на месте.

Исследователи выяснили, что внезапные роды начинались во время транспортировки рожениц из родильной палаты в операционную, которые расположены на разных этажах больницы.

Ни одна из пациенток не получила какого-либо дополнительного лекарства, действием которого можно было бы объяснить внезапные перемены перед доставкой в операционную. Исследователи из Медицинского университета Шираз (Иран) нашли другое объяснение. Что-то объединяло всех этих женщин. Обнаружилось, что все роженицы побывали в лифте по пути в операционную.

Одна из причин трудных родов заключается в том, что плод находится в неправильном положении. Исследователи считают, что во время движения в лифте положение плода менялось на правильное под воздействием гравитации. Изменение силы гравитации позволяло плоду занять более выгодное положение, что и вызывало естественные роды.

«Движение в лифте могло способствовать перемещению головы плода в правильное положение для естественных родов, — говорят исследователи. — Мы предполагаем, что сила гравитации в процессе движения лифта повлияла на положение плода. Это позволило ему занять правильную позицию, что привело к естественному родоразрешению».

Морские водоросли предотвращают СПИД

СМЕРТНОСТЬ ОТ СПИДА ВО ВСЕМ МИРЕ продолжает стремительно расти. По данным последних исследований, в настоящее время около 40 миллионов человек имеют ВИЧ. Каждый год 5 миллионов инфицируются, а примерно 3 миллиона умирают от СПИДа.

От этой болезни нет лекарства, существует только длительный и дорогостоящий курс терапии, у которого имеется множество побочных эффектов. Совершенно необходимо найти способ лечения.

Миллиарды фунтов стерлингов тратятся ежегодно на поиск средства от СПИДа. Только правительство США каждый год расходует на это около миллиарда долларов. Сумма возрастает, если прибавить к этому средства, выделяемые другими странами, фармацевтическими компаниями, исследовательскими институтами и медицинскими центрами.

В качестве лекарства рассматривалось большое количество разнообразных веществ. Некоторые природные соединения были в той или иной степени активны против вируса иммунодефицита.

Исследователи обратили внимание на то, что около 30% лекарств от всевозможных заболеваний, в том числе и всемирно известный аспирин, изготовлены на основе природных соединений. Так что вполне возможно, что следующий способ лечения СПИДа, а может, и лекарство от него будет произведено из природных соединений. Но что же это может быть?

Исследователи из Университета Южной Каролины, Центра изучения рака Южной Каролины и Центра морских медико-биологических исследований (Тасмания) считают, что этим средством могут стать морские водоросли.

Для того чтобы найти растение, которое, возможно, послужит основным компонентом нового суперлекарства, нужно выявить следующую закономерность: люди, употребляющие его в пищу, пьющие раствор из него, натирающие им тело или даже курящие его, должны быть меньше подвержены заболеванию. Такую закономерность нашли. Население Южной Азии гораздо меньше подвержено СПИДу, в отличие от населения Африки, где количество инфицированных людей на 40% выше. Все дело в том, что азиаты употребляют в пищу водоросли — это касается Японии и Кореи, где только 0,1% взрослого населения инфицирована.

Есть интересное исключение в отношении Африки: в Чаде только 2,6—3,6% населения инфицировано. Удивительно, но популярное местное блюдо — спирулину — готовят из морских водорослей. Кроме того, по мнению ученых, есть основания полагать, что экстракт этих водорослей помогает справиться с различными вирусами, в том числе с герпесом. Другие исследования показали, что клетки, которые лечат экстрактом спирулины, в 5 раз более подвержены ВИЧ, однако если в лекарство добавить раствор азиатских водорослей, *wakame*, все инфицированные клетки за 3 дня исчезнут.

Ученые считают, что употребление водорослей перед контактом с ВИЧ повышает сопротивляемость заражению. А если водоросли включать в рацион после инфицирования, это снизит скорость развития болезни. При этом иммунная система сможет противостоять вирусу.

«Употребление в пищу морских водорослей может предотвратить заболевание СПИДом или замедлить его протекание. Водоросли не оказывают побочного действия, поэтому врачи могут комбинировать терапию и лечение водорослями для лучшего результата».

Гельминты предотвращают болезни сердца

КОГДА УЧЕНЫЕ ПЫТАЮТСЯ ВЫЯВИТЬ ПРИЧИНУ возникновения заболевания, они прежде всего оценивают его географическое распространение. Если одни люди более подвержены заболеванию, а другие менее, значит, есть что-то в их окружении или образе жизни, что увеличивает или снижает риск заражения. Такой способ был использован, чтобы установить причины возникновения многих болезней. Врачи очень часто сомневаются в достоверности результатов, которые порой неожиданны, а иногда обнаруживаются невероятные связи, в которые трудно поверить.

Исследователи из Медицинского университета Хадасса и Университета Бен Гурион (Израиль) искали причины возникновения атеросклероза и болезней сердца. Ученые обнаружили, что эти болезни обусловлены географическим фактором. В областях, где у многих жителей обнаружены гельминты, гораздо меньше людей с больным сердцем. Отсюда вывод: гельминты, возможно, защищают нас от сердечной недостаточности.

Атеросклероз — очень серьезное заболевание. Оно характеризуется появлением бляшек, жировых отложений в крупных и среднего размера артериях, что снижает кровоток. Бляшка может треснуть или оторваться, что приведет к образованию кровяных сгустков и к сердечным приступам. Ежегодно в Великобритании умирают 110 тысяч человек от болезней сердца и случается 300 тысяч сердечных приступов.

Некоторые причины возникновения атеросклероза известны: высокий уровень холестерина в организме, гипертония, курение и диабет. Однако, по мнению ученых, это не объясняет природы возникновения ишемической болезни сердца примерно у половины пациентов.

Никогда ранее не изучалась связь между сердечными заболеваниями и гельминтозами. Обычно гельминтозы распространены в бедных районах, где не соблюдаются санитарные нормы. Одна треть населения земного шара страдает от гельминтов. Чаще всего гельминтозы встречаются у людей старше 50 лет. На Западе больше всего подвержены сердечным заболеваниям люди той же возрастной группы.

Исследователи обратили внимание на то, что в развивающихся странах гораздо меньше людей с сердечными заболеваниями в сравнении со странами Запада. В Китае, Индии и Африке вырос социально-экономический уровень жизни, эти страны испытывают сильное западное влияние, и теперь жители этих стран гораздо чаще подвержены сердечным заболеваниям. Ориентация на западные стандарты улучшила состояние санитарии, что снизило уровень заболеваемости гельминтозами. Гораздо больше людей начали жаловаться на болезни сердца после того, как в городах стали соблюдаться санитарные нормы. Переезд из сельской местности в город тоже является одним из факторов развития атеросклероза у последующего поколения.

Неизвестно, каким образом гельминтозы влияют на сердечные заболевания. Однако, согласно одной версии, все дело в защитной системе гельминтов. Тонкие черви ускользают от иммунной системы человека или подавляют ее, выделяя антивоспалительные вещества, которые могут также защищать от атеросклероза.

«Мы предполагаем, что гельминты препятствуют развитию болезней сердца. Множество случаев доказывает существование связи между гельминтозом и атеросклерозом, а также сопутствующими заболеваниями, — говорят исследователи. — Мы должны использовать эти знания, чтобы в будущем создать новое лекарство».

Смертоносные вирусы прячутся во льду

ГДЕ-ТО ГЛУБОКО ПОД ТАЮЩИМИ ЛЬДАМИ скрывается нечто зловещее. Это вирусы. Некоторые, находившиеся в толще льда на протяжении миллионов лет, уже могли исчезнуть. Но некоторые из них, например вирус гриппа А и полиомиелита, а также многих других видов выжили и продолжают заражать человечество.

Ученые подсчитали, что ежегодно из-за таяния льдов появляется 10^{16} болезнетворных возбудителей — грибков, бактерий и вирусов.

«Гипотеза, согласно которой вирусные возбудители заболеваний сохраняются во льду, ледниковых пластах и озерах, подтверждается, — говорят исследователи. — Вирусы замурованы и заморожены во льду. Мы предполагаем, что в нем содержится огромное количество вирусов. Это может повлиять на здоровье людей. На это указывает таинственное возникновение эпидемий, возбудителем которых являются новые опасные патогенные микроорганизмы. Традиционные системы определения заболеваний больше не работают».

Теория вирусов, хранящихся во льдах, объясняет, почему некоторые заболевания, например разнообразные виды гриппа, появляются, поражают людей, а потом исчезают.

Исследователи из Государственного университета Орегона, Государственного университета Нью-Йорка и Государственного университета Боулинг Грин утверждают, что большинство вирусов сохраняют свою жизнеспособность при низких температурах. Они считают, что таким образом выжили вирусы полиомиелита и гриппа. Вирус полиомиелита не погибает в замороженном состоянии долгое время, и быстро и легко распространяется с водой.

Основным переносчиком вируса гриппа А являются водоплавающие птицы, которые контактируют и с водой, и со льдом. Вирус гриппа 1918 года HiNi унес 20—40 миллионов жизней. В отчетах говорится, что его разновидности появлялись с 1918 года, вспышки заболевания перемежались с периодами его отсутствия, во время которого его возбудитель предположительно находился во льду. Вирус был обнаружен в покрытом льдом сибирском озере.

Помимо этого есть множество других заболеваний, которые внезапно возникали, а потом также внезапно исчезали. Первый случай инфицирования вирусом calicivirus зафиксирован в 1932 году. В Калифорнии это заболевание назвали везикулярным стоматитом свиней. Через 20 лет заболевание распространилось из Калифорнии в другие штаты США, а через 4 года исчезло. Сегодня установлено, что рыба, обитающая в зараженной талой воде, является основным переносчиком инфекции.

«Исчезновение на длительный период, а затем новое появление вируса гриппа А, а также его присутствие в ледяном озере указывают на достоверность гипотезы о том, что во льду сохраняются вирусные возбудители заболеваний, — говорят исследователи. — Контроль, надзор и искоренение вирусов должны предусматривать их возможное присутствие во льду».

Автомобили вызывают сердечные заболевания

НЕУЖЕЛИ ЭТО ПРОСТОЕ СОВПАДЕНИЕ, что после изобретения автомобиля участились случаи заболеваний раком груди и легких, диабетом и сердечной недостаточностью? Австралийские исследователи придерживаются иного мнения. Они изучили уровень заболеваемости и частоту использования автомобиля, чтобы понять, может ли машина способствовать возникновению болезни.

Ученые считают, что болезни обусловлены не столько загрязнением окружающей среды, бензином и другими веществами, которые образуются при работе двигателя машины, сколько самим процессом езды, так как движение без усилий приводит к перегрузке защитных механизмов организма, в результате чего повышается уровень содержания глюкозы в крови, а это способствует развитию заболеваний.

Данные австралийских исследователей, которые охватывают период в 60 лет, а также результаты выборочных анализов крови водителей показали, что существует определенная связь между случаями смерти от рака легких, диабета, рака груди и эксплуатацией автомобиля. Было установлено, что смертность от рака легких, рака груди и диабета до изобретения автомобиля была невысокой, для группы населения в 100 тысяч человек эти заболевания были редким явлением. Однако с наступлением эры автомобилей случаи заболеваний участились.

Изучив материалы, ученые выдвинули теорию, согласно которой при движении тела в нем происходят изменения в автономной и симпатической нервной системах, что влечет за собой изменение состава крови. Когда начинается движение, мозг воспринимает его как команду и начинает аккумулировать энергию. Но так как всю работу по перемещению делает машина, энергия не расходуется. В результате начинаются сбои в работе организма.

«Мы считаем, что из-за этих невостребованных изменений и развиваются болезни. Предполагается, что путешествие на автомобиле влияет на систему кровообращения и нервную систему, что характерно для данного вида заболеваний», — говорится в отчете.

В отделении физиологии Королевской больницы Хобарта было исследовано воздействие езды на автомобиле на уровень глюкозы и других составляющих крови. В опытах участвовали 10 мужчин в возрасте от 19 до 62 лет. Анализ крови был взят перед посадкой в машину и после 15-минутной поездки со скоростью не выше 80 км/ч. Было обнаружено, что во время нахождения в автомобиле у пассажиров произошли значительные изменения уровня глюкозы, холестерина и триглицеридов; так, уровень глюкозы поднялся на 18%.

«Изменение состава крови во время поездки на автомобиле служит доказательством нашей гипотезы. Пользование автомобилем действительно влияет на возникновение болезней сердца, — говорят исследователи. — Мы выяснили, что поездка в автомобиле приводит к физиологическим изменениям, которые могут повлечь различные расстройства — гормональные, нервные и гематологические. Кроме того, эти факторы могут оказывать разрушительное воздействие на организм будущих матерей и плод».

Прохладительные напитки предотвращают рак желудка

КОЛОССАЛЬНЫЕ СУММЫ ПОТРАЧЕНЫ на поиски лекарства от рака. Ежегодно разрабатываются сотни способов терапии, появляются новые лекарства. Иногда они эффективны, но чаще всего приносят лишь незначительное облегчение.

Относительно редко удается достичь научного прорыва в области исследования механизмов возникновения заболевания. Рак легких относится к тем болезням, которые очень сложно вылечить, однако в большинстве случаев его можно предотвратить. Когда выяснилось, что основная причина болезни — это курение, было спасено множество жизней. Однако для того чтобы доказать взаимосвязь рака легких и курения, потребовались годы и многочисленные исследования, проведенные сэром Ричардом Долом.

Существуют ли другие столь же явные факторы, вызывающие возникновение раковых заболеваний?

За последние 50 лет значительно снизился уровень смертности от рака желудка в США и Западной Европе, хотя в других странах, например в Японии, он до сих пор высок. Называют целый ряд причин возникновения рака, одна из них связана с бактерией *Helicobacter pylori,* которая также вызывает развитие язвы желудка. Однако только инфекцией нельзя объяснить все случаи заболевания раком. Что же действительно влияет на развитие болезни?

По мнению исследователя Стивена Сили, нет ничего удивительного в том, что снижение уровня смертности от рака желудка произошло именно в то время, когда приобрели популярность холодильники и прохладительные напитки. Они не защищают от рака, нет, однако благодаря им снижается употребление горячих напитков, которые являются одной из причин возникновения рака.

Предполагается, что горячая вода может повредить стенки желудка, что сделает его более чувствительным к раковым клеткам. Горячая пища не оказывает такого действия, потому что в процессе пережевывания она остывает. В отчете говорится, что в США количество случаев заболеваний раком желудка снизилось на 65% с началом массового производства холодильников. А затем, спустя 10 лет, к 1945 году снизился и уровень заболеваемости в Великобритании, хотя показатель был меньше — 30%.

Изменился уровень заболеваемости на Окинаве, когда остров находился под управлением США*. К 1972 году, когда было восстановлено правление Японии, на острове на 100 тысяч жителей приходилось 11,3 больных раком, в отличие от Японии, где больны были 46,7 человека из 100 тысяч.

Когда холодильник вошел в обиход, произошла еще одна «революция» — массовое употребление прохладительных напитков. В 1930-е годы среднестатистический американец выпивал по 40 бутылок в год, а в 1970-х — около 300. И именно в этот период отмечалось снижение уровня заболеваемости раком желудка. «Логическое объяснение заключается не в том, что прохладительные напитки защищают наш организм, а в том, что горячие напитки онкогенны, — сказано в отчете. — Благодаря массовому распространению холодильников прохладительные напитки стали

---

* Остров Окинава находился под управлением США с 1945 по 1972 год. — *Примеч. ред.*

популярны и составили конкуренцию горячим. Употребление горячей воды может привести к повреждениям эпителия стенок желудка, таким образом горячие напитки оказывают онкогенное воздействие на желудок. Снижение уровня заболеваемости раком желудка можно объяснить тем, что горячие напитки были заменены освежающими прохладительными».

Курение приводит к ревматическому полиартриту

В 1800 ГОДУ МОЛОДОЙ ФРАНЦУЗ Августин Жакоб Ландр-Бове написал докторскую диссертацию, которая имела важное значение для изучения заболевания, охватившего 3 миллиона людей в Европе. Он предположил, что это заболевание не является разновидностью подагры, как считалось в то время, и впервые описал ревматический полиартрит. Медики взглянули с новой точки зрения на заболевание, лекарство от которого до сих пор не найдено.

Однако остается неясным, предложил ли молодой ученый новое описание старого заболевания или же он обнаружил новый недуг.

Несмотря на то что досконально изучены генетические, иммунные, гормональные и инфекционные факторы возникновения ревматического полиартрита, причины его развития и способы лечения до сих пор не установлены. И совершенно непонятно, как долго существует это заболевание.

Изучением этого вопроса занялся исследователь из Нью-Джерси. Он считает, что нет ничего удивительного в том, что вспышка заболевания в Великобритании и других странах Европы произошла вскоре после того, как туда был завезен американский табак. Коренные американцы страдали этим заболеванием. Когда были обследованы останки жителя Северной Америки, возраст которых 3000 лет, выяснилось, что он был болен ревматическим полиартритом. Как известно, коренные американцы курили табак.

Неужели корсары королевы Елизаветы стали виновниками распространения ревматического полиартрита в Англии?

«Люди Нового Света болели ревматическим полиартритом 3—5 тысяч лет назад, а в Европе впервые был поставлен такой диагноз, когда туда завезли табак. Отсюда следует, что именно табак является причиной возникновения заболевания, — говорится в отчете. — Установлена связь между активным и пассивным курением и ревматическим артритом».

Неизвестно, чем объясняется подобное влияние. Возможно, оно обусловлено воспалением, потому что ревматический артрит — это воспалительный процесс, при котором иммунная система атакует здоровые ткани.

Единственный недостаток этой теории заключается в том, что этот диагноз чаще всего ставится женщинам, которые редко начинают курить в раннем возрасте. Возможное объяснение: женщины относятся к пассивным курильщикам.

Крошечные клещи вызывают астму

НЕСМОТРЯ НА ТО ЧТО каждый двенадцатый англичанин болен астмой, причины заболевания до сих пор не выявлены. Возникновение астмы связывают с простудой, гриппом, пылью, сигаретным дымом, аллергией и физическими упражнениями, однако до сих пор неясно, почему одни люди подвержены астме, а другие нет.

Исследования показали, что у 7 из 10 астматиков имеется аллергия на домашнюю пыль, а у более чем 90% пациентов в организме обнаружены антитела к основной составляющей пылинок — Der P1. Известно, что домашняя пыль содержит целый ряд аллергенов, включая Der P1, который выделяется насекомыми и помогает им переваривать белок тканей человеческого тела.

В отчете исследователей из Университета Кардиффа говорится, что причиной возникновения астмы у людей, чувствительных к домашней пыли, могут быть клещи, которые во время дыхания попадают в легкие и живут там какое-то время. А для того чтобы обеспечить себя питанием, они выделяют аллерген Der P1 и поедают клетки.

«Мы считаем, что у людей, чувствительных к домашней пыли, астма вызвана тем, что в их организм во время дыхания попадают микроскопические живые организмы, которые на некоторое время сохраняются в бронхиолах, — говорится в отчете. — Есть основания полагать, что если постоянно подвергаться воздействию аллергенов домашней пыли, особенно Der P1, то увеличивается чувствительность к нему. Другими словами, аллерген Der P1 может быть причиной возникновения астмы у некоторых людей».

Микроскопические клещи поедают клетки, и их потеря делает человека более восприимчивым к аллергенам. Повторяющееся заражение приводит к ответной реакции организма в виде астмы.

Как в организм попадают клещи, не совсем ясно. Однако в отчете отмечается, что если во время ночного сна уткнуться носом в подушку, вы так или иначе вдохнете некоторое количество клещей. В одном кубическом метре типового матраса содержится около 20 тысяч микроорганизмов. За ночь мы вдыхаем около 5 тысяч литров воздуха, тем самым увеличивая шансы клещей попасть в наш организм. Из-за своего крохотного размера большинство клещей остается в верхних дыхательных путях или в трахее. Однако они вполне способны проникнуть и в легкие.

В отчете исследователей говорится, что клещи живут не только в легких людей, но и в легких приматов, птиц, насекомых и других животных. Кроме того, клещи обнаружены и в мокротах человека. В ходе одного исследования клещи были выделены в мокроте 17 человек из 28 больных астмой.

9

КАК ОСТАВАТЬСЯ ЖИВЫМ, БЫТЬ ХУДЫМ И БОЛЬШЕГОЛОВЫМ

Попкорн-убийца

НЕУЖЕЛИ ЭТО ПРАВДА? Неужели 17 миллиардов кварт* попкорна, которые американцы съедают ежегодно, вызывают рак?

Джером Блонделл из Спрингфилда (штат Вирджиния) считает, что острые края попкорна могут травмировать эпителий кишечника, и из-за этого раковым клеткам гораздо проще там закрепиться и начать делиться. Он считает, что некоторые исследователи предаются иллюзиям, считая, что уже нашли причины возникновения рака кишечника: мясо, жиры, спиртные напитки, желчные кислоты и дефицит клетчатки, но никто из них не задумался о том, что на самом деле перечисленное — только вершина айсберга. Скажем, «плюсы» рациона, обусловленные наличием в нем клетчатки, связаны преимущественно с содержанием в ней магния и селена.

«Пока будут считать, что попкорн гораздо меньше способствует возникновению рака, чем пестициды и полихлорированный бифенил, он не будет рассматриваться в качестве одной из причин развития заболевания, — заявил Блонделл. — Нет ни одной статьи ни в одном общедоступном журнале, в которой говорилось бы о вреде попкорна и его влиянии на развитие рака».

Блонделл разместил отчет о лечении пациентов с диагнозом рак пищевода в северном Китае. В слизистой горла у пациентов было обнаружено в 10 раз больше частиц проса, чем у здоровых людей из контрольной группы. Он считает, что эти частицы проса могли стимулировать развитие рака, так как на них оседали клетки опухоли. Таким же образом на легкие действует асбест.

Группа китайских исследователей тоже считает, что острые края попкорна повреждают пищевод и приводят к почти незаметным

---

* Кварта — единица измерения объема сыпучих и жидких веществ (в Англии, США и других странах), равная 1,1012 $дм^3$. — *Примеч. ред.*

разрывам и порезам, которые способствуют распространению раковых клеток и помогают им закрепиться в тканях органа.

«Острые края попкорна приводят к появлению порезов и трещин, вызывающих своего рода фиброз, который связан с возникновением рака кишечника», — сказано в отчете.

Ботокс способствует похудению

БОТОКС — ЯДОВИТОЕ ВЕЩЕСТВО, которое широко применяют для разглаживания морщин, устранения чрезмерного потоотделения и коррекции косоглазия. Однако его все чаще используют для лечения таких заболеваний, как, например, рассеянный склероз, церебральный паралич, а также травм спинного мозга и позвоночника, кроме того, им лечат людей, перенесших инфаркт, в газетах пишут о его омолаживающих свойствах и использовании знаменитостями.

А можно ли при помощи ботокса решить сложнейшую косметическую проблему? Можно ли при помощи инъекций ботокса похудеть? Может ли курс из 40 уколов справиться с брюшком?

Ботулинический токсин вырабатывается из *clostridium botulinum,* под его воздействием мышцы становятся малоподвижными. Этот эффект достигается вследствие блокировки нервов и реакции на вещество (оно называется ацетилхолин), которое заставляет мышцы работать. Таким образом токсин справляется с морщинами, лицевым тиком и спазмами.

Однако токсин можно использовать для борьбы с ожирением. На это указывает ряд экспериментов, в ходе которых выяснилось, что блокировка нервных волокон или их сокращение в определенной области тела приводит к тому, что в этом участке жир сгорает. Во время опытов на животных выяснилось, что сокращение блуждающего нерва — наиболее длинного в нашем организме — приводит к уменьшению жировых отложений на определенном участке тела.

Исследователи из Национального университета Сингапура считают, что инъекции ботокса действуют аналогично. Этот процесс они назвали химической денервацией. Ученые полагают, что благодаря ботоксу жир в месте укола исчезнет.

«Мы считаем, что инъекции ботокса могут привести к атрофии жировых тканей под действием химической денервации, поэтому его следует вводить в жировые отложения на ягодицах, бедрах или области живота в косметических целях», — говорят ученые.

Вот в чем заключается идея. Область живота будет разделена на определенные зоны для курса из 40 инъекций. Затем в каждую зону будет сделан один укол, чтобы блокировать нерв, а значит, избавить от жира. Будут использованы достаточно большие дозы вещества, чтобы один укол смог покрыть всю площадь участка. После того как курс инъекций завершится, жировые отложения пропадут.

Если это окажется эффективным, то успех будет иметь и обратную сторону (не считая боль от 40 уколов). Во-первых, с течением времени потребуются новые инъекции (ученые из Сингапура предполагают, что действие ботокса длится от 3 месяцев до 2 лет).

Во-вторых, эти уколы воздействуют только на подкожно-жировую клетчатку, но им не удастся повлиять на внутренние жиры. Благодаря удалению поверхностного жира вы будете лучше выглядеть и избавитесь от лишних килограммов, однако это не улучшит вашего здоровья, потому что именно внутренние жиры приводят к развитию разнообразных заболеваний: сердечной недостаточности, диабета и гипертонии. Жир перерабатывается печенью и преобразовывается в холестерин, который закупоривает артерии.

«Разработанная нами процедура направлена на достижение косметического эффекта. Однако она не сделает вас менее подверженным заболеваниям и не снизит уровня смертности, поэтому пациенты должны будут соблюдать диету и делать физические упражнения, чтобы избавиться от внутренних жиров», — заявляют исследователи.

Очищайте организм ночью

ОЖИРЕНИЕ стало проблемой мирового масштаба. По данным Всемирной организации здравоохранения, более 1 миллиарда людей страдают от чрезмерного веса, а у 300 миллионов ожирение. В Соединенном Королевстве каждый пятый человек подвержен ожирению, из-за этого недуга в год умирают около 30 тысяч человек.

С ожирением пытаются бороться при помощи диет, изменения образа жизни и привычек, лекарств для контроля аппетита и даже прибегают к операциям, которые уменьшают желудок. Однако большинству людей не помогают ни диеты, ни смена образа жизни. Другие способы лечения стоят дорого, кроме того, операция связана с риском.

Исследователи не сдаются и пытаются найти новые способы решения этой проблемы, более дешевые и действенные. Ученые из Лейденского университета (Нидерланды) считают, что, возможно, нашли такой способ, это — дефекация вечером.

Идея заключается в следующем. Если вы отложите посещение туалета до ночи, днем вы будете носить в себе лишний вес, таким образом все полученные за это время калории будут сжигаться, а не скапливаться. Более того, ощущение полного кишечника будет подавлять ваш аппетит, т. е. гораздо меньшее количество калорий попадет в организм. Несмотря на то что вечерняя дефекация может вызвать чувство голода, вы не будете есть из-за усталости и сонливости.

«Мы считаем, что привычка очищать кишечник перед сном приведет к снижению веса, — говорят ученые. — Дефекация перед сном означает, что вы на протяжении всего дня будете носить в себе лишний груз (фекальные массы), вы будете затрачивать дополнительную энергию и начнете худеть. Если будет доказана эффективность данного способа, то он станет бесплатным "лекарством" от ожирения и всех сопутствующих ему заболеваний».

Однако ученые из Университета Аристотеля в Солониках (Греция) сомневаются в эффективности этого способа, потому что, по данным исследований около 77% людей опорожняют кишечник по утрам. По мнению ученых, если они будут это откладывать до вечера, вряд ли им что-либо удастся, когда придет время. Это нарушит ход их биологических часов и приведет к запору, что является одной из причин возникновения рака кишечника.

«Люди всегда идут в туалет, когда у них возникает в этом потребность, потому что иначе у них будет запор, — говорят ученые. — Если они начнут себя сдерживать, следуя совету и мечтая похудеть, это скажется на их жизни и продуктивности. Все их внимание будет сфокусировано не на работе, а на том, как избежать дефекации днем. Наши советы по избавлению от лишнего веса просты: средиземноморская диета и физическая активность».

Придерживайтесь диеты каждый второй день, чтобы похудеть и жить дольше

ДИЕТА, КОТОРАЯ НЕ ТОЛЬКО ПОЗВОЛЯЕТ ПОХУДЕТЬ, но и спасает от болезней, защищает от инфекций и даже увеличивает продолжительность жизни, не фантазия. Ученые и исследователи, которые соблюдали диету на протяжении 3 лет, говорят, что она благотворно влияет на такие недуги, как астма и порок сердца. Во время клинических испытаний выяснилось, что благодаря диете уменьшается воспалительный процесс, который сопровождает болезни.

«Через 2 недели мы заметили улучшение в протекании целого ряда заболеваний, в том числе резистентности к инсулину, астмы, сезонной аллергии, ревматического полиартрита, остеоартрита, инфекционных и периодонтальных заболеваний и аритмии сердца», — говорит пластический хирург доктор Джеймс Джонсон, исследователь, проводивший опыты совместно с коллегами из Стэнфордского университета и Университета Нового Орлеана.

Джонсон за первые 11 недель диеты похудел на 16 кг. Его диета заключалась в следующем: один день он ел обычную пищу, а на следующий день снижал количество калорий, содержащихся в рационе, на 20—50%.

Совершенно ясно, что такая диета имеет свои преимущества, потому что она снимает психологическую проблему ограничений в еде. Кроме того, люди с радостью сядут на диету, если будут знать, что они поголодают сегодня, но завтра смогут поесть. Ученые считают, что этот день пониженной калорийности питания сильно влияет на здоровье, помогает худеть; у них есть около 500 примеров эффективного использования этого способа.

«Мы экспериментировали с этой диетой на протяжении 3 лет, — отмечается в отчете. — В итоге мы снизили количество калорий, потребляемых в диетический день, который следует за обычным, на 20—50%. Мы обнаружили, что этот диетический день помогает худеть. Мы провели множество опытов на животных, во время которых они излечились от всех заболеваний или их протекание было замедлено благодаря снижению калорий. Мы считаем, что такая диета поможет излечить большинство человеческих недугов, в том числе рассеянный склероз, болезнь Альцгеймера, болезнь Паркинсона, атеросклероз и острую сердечную недостаточность».

Действие этого способа не вполне изучено. Однако есть одно объяснение. Говорят, что отказ от еды активизирует ген, который стимулирует переработку жиров. Это способствует снижению веса, а также влияет на уровень окисления, что помогает избавиться от многих болезней.

Соль — кухонный наркотик?

ЭТОТ БЕЗОБИДНЫЙ БЕЛЫЙ ПОРОШОК может вызвать привыкание и даже убить. Он есть практически на каждой кухне и на каждом обеденном столе по всему миру.

Большинство людей продолжает употреблять соль в огромных количествах, несмотря на то что всем известна ее взаимосвязь с высоким артериальным давлением, которое в свою очередь повышает риск острой сердечной недостаточности, инфаркта, а также болезней почек.

Ялсин Текол из Медицинского университета Ерсиеса (Турция) не употребляет соль более 20 лет. Он считает, что соль по всем критериям подходит под определение наркотика. Она вызывает привыкание, и люди не могут от нее отказаться из-за абстинентного синдрома, кроме того, она оказывает пагубное воздействие на здоровье.

«Очень важно понимать, что гораздо легче справиться с зависимостью от соли, чем потом лечиться, — заявляет ученый. — Это основная причина гипертонии, а также других серьезных заболеваний. Из-за соли миллионы людей умирают ежегодно во всем мире. Для того чтобы победить все эти болезни, нужно признать солевую наркотическую зависимость».

Текол говорит, что сам страдал абстинентным синдромом. Когда он прекратил употреблять соль, еда стала казаться ему безвкусной. Прежде чем его организм адаптировался к новому режиму, он прошел через анорексию и головокружения. Другое доказательство того, что соль — это наркотик, заключается в том, что пациенты с высоким артериальным давлением не могут от нее отказаться, несмотря на все предупреждения о ее вреде. Более того, с течением времени им требуется все больше соли, что тоже служит подтверждением теории. Вот что утверждает Текол: «Тот факт, что пациенты, страдающие от гипертонии, не могут отказаться от употребления соли, несмотря на все предупреждения о ее вреде, говорит в пользу предположения, что соль — это наркотик».

Примечание: соль — это хлорид натрия. Согласно рекомендациям американских диетологов, взрослые должны употреблять менее одной чайной ложки соли в день. Около 75% соли, которая попадает в наш организм, введено в продукты производителями, и только 10% мы добавляем сами.

Почему головы американцев становятся меньше

НЕУЖЕЛИ ГОЛОВЫ АМЕРИКАНЦЕВ действительно становятся меньше? Исследователи в этом не сомневаются. Шляпы, продающиеся в Америке, стали гораздо меньшего размера. Видимо, у пожилых людей возникают трудности с выбором головного убора. А у французов головы стали больше. Удивительно, но если сравнить шляпы молодого американца и француза, то размер головного убора второго будет больше. Наблюдательные люди также могут заметить, что шляпы американцев стали уже и длиннее.

Все эти изменения в дизайне и размере головных уборов можно объяснить рационом питания и гормонами, которые используются в мясной промышленности.

На протяжении более полувека в животноводстве и птицеводстве используется большое количество искусственных и естественных половых гормонов. Некоторые исследователи утверждают, что их применение связано с болезнями и психологическими изменениями, в том числе с раком, врожденными пороками развития, бесплодием и кистой яичников. Присутствие гормонов в мясе приводит к тому, что в Великобритании половое созревание девочек начинается на 3 года раньше обычного. Раннее половое созревание, вызванное содержащимся в мясе эстрогеном, отмечено и в Пуэрто-Рико.

Неизвестно, каким образом содержащиеся в пище гормоны могут влиять на уменьшение размера головы, но одна из гипотез заключается в том, что происходит неравномерный рост человека. Гормоны стимулируют рост костей конечностей — руки и ноги становятся длиннее, а рост остальных костей они могут подавить.

«Стимулирование роста больше всего затронуло кости конечностей, и произошло замедление ранней стадии роста плоских костей, именно поэтому изменились средний размер черепа и пропорции тела», — сказано в отчете.

«Употребление мяса и молока животных, выращенных с использованием гормонов, повлечет за собой изменение не только размера черепа, но и его формы. Молодые американцы подверглись таким изменениям, именно поэтому и стали другими размеры и форма их голов».

Ученые говорят, что головы американцев действительно изменились. В синагогах у старых прихожан головы заметно крупнее, чем у молодых. Однако нет никакой разницы в размере головы у русских евреев, в рационе которых в детстве и юности не было продуктов, содержащих гормоны. У детей российских иммигрантов, выросших в США, головы меньше, чем у русских. То же самое наблюдается и в Израиле. У коренных израильтян головы меньше, чем у молодых иммигрантов из России, Франции и Южной Америки.

В отчете сказано, что головы французов больше, чем у американцев, потому что их рацион на протяжении последних 25 лет отличается от американского, кроме того, во Франции запрещено использование гормонов в пищевой промышленности.

Употребление свинины вызывает рассеянный склероз

НА ПРОТЯЖЕНИИ МНОГИХ ЛЕТ ученых озадачивает географическая неоднородность случаев заболеваний рассеянным склерозом. Исследования показали, что уровень заболеваемости возрастает при приближении к Северному и Южному полюсам. Так, на территории США, в Северной Дакоте, частота заболеваемости рассеянным склерозом в 2 раза выше, чем во Флориде, а в Великобритании выше, чем в Испании.

В качестве возможных причин возникновения заболевания рассматривались факторы окружающей среды — от рациона питания до влияния Солнца и витамина D. Однако истинные причины заболевания до сих пор не найдены. Или это не так? Ученые из Университета Оттавы и Центральной больницы Оттавы считают, что виной является свинина.

В ходе поисков причины возникновения рассеянного склероза исследователи пришли к выводу, что если существует связь между этим заболеванием и питанием, то должно быть географически обусловленное различие в употреблении определенных продуктов питания. Ученые изучили уровень потребления свинины и говядины в нескольких странах и сравнили его с уровнем заболеваемости рассеянным склерозом, от которого страдает около 85 тысяч человек в Соединенном Королевстве. В итоге связь между употреблением говядины и свинины и географической широтой была подтверждена.

Исследования выявили взаимосвязь между употреблением жиров и рассеянным склерозом. Связь между заболеванием и употреблением свинины была явной, однако она не подтвердилась в случае с говядиной. Кроме того, была доказана и взаимосвязь употребления свинины в пищу и географической широты, и опять же она не подтвердилась в отношении говядины. Исследователи считают, что в странах, где не едят свинину по религиозным причинам, уровень заболеваемости рассеянным склерозом ниже, как и в таких странах, как Бразилия и Австралия, где намного популярнее говядина.

Непонятно, каким образом потребление свинины приводит к возникновению заболевания.

Одни ученые считают, что причина кроется в насыщенных жирах. Однако это не объясняет, почему была обнаружена связь со свининой, а не с говядиной. Другие полагают, что в свинине содержится гораздо больше линолевой кислоты, чем в говядине, но это, наоборот, должно снижать вероятность возникновения заболевания, потому что линолевая кислота ослабляет остроту и уменьшает продолжительность приступов болезни.

Возможно, в свинине и говядине содержатся разные жирные кислоты, оказывающие различное влияние на защитную оболочку нервных волокон мозга, которые повреждены у пациентов с диагнозом рассеянного склероза. А может быть, жирные кислоты свинины повышают чувствительность нервной системы, а говяжьи нет.

«Связь между употреблением свинины и рассеянным склерозом достаточно впечатляюща. И если она подтвердится, то будет доказано, что поедание свинины приводит к развитию рассеянного склероза, — говорят исследователи. — Мы обнаружили, что употребление свинины обусловлено географической широтой и связано с рассеянным склерозом. Эта связь достаточно явная, чтобы можно было предположить, что свинина способствует развитию рассеянного склероза, однако требуются дальнейшие исследования».

Бешенство

В СЕРЕДИНЕ XX ВЕКА более половины всей муки, произведенной в Великобритании, специально отбеливали, чтобы она была белоснежной. Для этого использовали двухлористый азот. Этот способ широко использовался в США, Канаде и других странах, потому что тесто из такой муки лучше поднималось и хлеб выглядел аппетитнее. Кроме того, можно было выпечь больше батонов из меньшего количества муки. Однако исследователи из Британского Колумбийского университета обнаружили, что в такой муке содержатся вещества, способствующие развитию неврологических заболеваний, в том числе болезни Альцгеймера, Паркинсона, порока двигательных нейронов, или амиотрофического бокового склероза.

Вещество метионин сульфоксимин образуется в процессе отбеливания муки при помощи двухлористого соединения азота, который делает ее белее вследствие осветления пигментов и изменения структур зерна. Этот способ был запатентован в 1921 году в США, однако пользоваться им начали гораздо раньше.

Исследователи говорят, что в определенный период, например во время Второй мировой войны, 80% всей муки в Великобритании отбеливалось таким способом. Так было до тех пор, пока в 1950-х годах его не заменили новые методы.

Ученые утверждают, что метионин сульфоксимин стал привлекать внимание, когда появились данные о том, что все чаще у собак, которых кормили продуктами, содержащими отбеленную этим способом муку, стали проявляться неврологические расстройства: эпилептические припадки и истерические неврозы, напоминавшие эпилепсию.

Влияние метионина сульфоксимина на развитие и протекание болезни заключалось в воздействии на антиоксиданты, которые защищали от окислительного стресса*. Есть основания полагать, что именно окислительный стресс приводит к смерти клеток мозга при многих неврологических расстройствах у людей.

Метионин сульфоксимин блокирует выделение двух ключевых молекул: глютатиона и глютамина. Глютатион — основной антиоксидант, снижение его содержания воздействует на защитные функции организма и может привести к окислительному стрессу. Снижение же уровня глютамина может повысить содержание аммиака, который способствует развитию болезни Альцгеймера.

Исследователи считают, что клетки мозга чувствительны к снижению уровня глютатиона и глютамина. Эти вещества играют ключевую роль в здоровье нервной системы. Изменение содержания этих двух веществ в организме из-за употребления отбеленной муки и метионина сульфоксимина влияет на функционирование нервных клеток и их жизнеспособность.

Не у каждого, кто употреблял в пищу эту муку, развивались болезни. Ученые полагают, что имеют значение предрасположенность к заболеванию, возраст и естественный уровень глютатиона в организме.

«История метионина сульфоксимина поразительна и загадочна, — говорят исследователи. — Мы предполагаем, что повыше-

* Окислительный стресс — нарушение в организме баланса между прооксидантами и компонентами системы антиоксидантной защиты. — *Примеч. ред.*

ние уровня заболеваемости неврологическими расстройствами у людей обусловлено употреблением продуктов, содержащих это вещество. Воздействие метионина сульфоксимина в течение долгого периода приводит к повреждениям нервов, поэтому необходимо проводить дальнейшие исследования».

Молоко способствует развитию рака

ПОСЛЕ ОКОНЧАНИЯ ВТОРОЙ МИРОВОЙ ВОЙНЫ в Японии существенно изменился образ жизни.

На смену военному противостоянию пришло мирное вторжение западного образа жизни. Появились новые привычки, мода, которые часто вытесняли традиции.

Особенно изменилось питание. Мясо и молочные продукты никогда не входили в японский рацион, однако эти продукты стали употреблять по окончании войны. По данным Медицинского университета Яманаши, потребление молока увеличилось в 20 раз, мяса — в 10, а яиц — в 7 раз.

За последние полвека возросло потребление молока в Японии. Так, японцы в 1950 году выпивали 6,8 галлона* в день, а в 1998 году — 135 галлонов в день. В это же время повысился и уровень заболеваемости раком предстательной железы и раком яичек. Причем это увеличение было пропорционально увеличению потребления молока. Среди мужчин, не достигших 50 лет, в 25 раз возросла смертность от рака предстательной железы. То же самое произошло и во многих западных странах, где увеличилось потребление молочных продуктов, правда, не в таком масштабе. В западных странах уровень смертности от этих разновидностей рака выше, чем в азиатских.

Существует ли здесь связь? Неужели молочные продукты способствуют раку предстательной железы и яичек?

---

* Галлон — единица объема, равная примерно 4,5 дм^3 (в Великобритании) и 3,8 дм^3 (в США). — *Примеч. ред.*

Для того чтобы ответить на эти вопросы, японские ученые изучили случаи заболеваний раком яичек и предстательной железы, а также уровень смертности от них в 42 странах. Они сопоставили рацион питания жителей этих стран, чтобы понять, какую роль играет употребление молочных продуктов. Выяснилось, что сыр приводит к развитию рака яичек у мужчин в возрасте от 20 до 39 лет, а молоко — к раку предстательной железы.

Исследователи из Дании обратили внимание на то, что гораздо реже заболевали мужчины, рожденные во время Второй мировой войны, когда молочные продукты были дефицитом.

В дальнейшем ученые изучили статистические данные за 50 лет; их интересовали случаи возникновения рака у мужчин и пища, которую они употребляли: молоко, молочные продукты, яйца, мясо, рыба и морепродукты, зерновые, жиры и бобовые. В 1947 году уровень смертности от рака яичек на 1 миллион человек составлял 0,98, к 1975 году он возрос и достиг максимальной отметки — 3,49, а затем снизился до 1,61 в 1995 году. Такое снижение уровня заболеваемости, по мнению ученых, обусловлено внедрением новых способов лечения в 1970-х годах. Уровень смертности от рака предстательной железы на 100 тысяч человек в 1947 году составлял 0,24, а к 1995 году он поднялся до 5,94.

Неизвестно, почему молочные продукты вызывают рак, но ученые полагают, что, так же как и жиры, молоко содержит большое количество эстрогена. Современные коровы практически постоянно беременны, именно этим и объясняется такое высокое содержание женского гормона в их молоке.

Считается, что гормоны причастны к возникновению трех видов рака: яичек, предстательной железы и груди. А исследования английских ученых показали, что мужчины, имеющие диагноз рак яичек, в детстве и юности гораздо больше потребляли молока, чем их здоровые сверстники. «Есть основания полагать, что рост заболеваемости раком яичек и смертности от этого недуга за последние 50 лет связан с увеличением количества потребляемого молока, — утверждают исследователи. — Увеличение потребления мяса, яиц, молока и молочных продуктов в Японии после Второй мировой войны привело к росту уровня смертности от рака предстательной железы и рака яичек, так как молоко и молочные продукты помимо насыщенных жиров содержат большое количество эстрогена».

Крысы — переносчики коровьего бешенства

КРЫСЫ НИКОГДА НЕ БЫЛИ ДРУЗЬЯМИ ЧЕЛОВЕКА. Они являлись переносчиками бубонной чумы, или «черной смерти», в Средние века, но помимо этого существует еще около 30 заболеваний, которые так или иначе связаны с грызунами, — от болезни от укуса крыс до эозинофильного менингита, инфекции мозга.

А могут ли крысы быть переносчиками коровьего бешенства? Могут ли они стать переносчиками его человеческой разновидности — болезни Крейцфельда—Якоба?

Губчатая энцефалопатия у крупного рогатого скота, известная как коровье бешенство, — это болезнь, которую невозможно вылечить. Она поражает мозг коров. Причины ее возникновения неизвестны, предположительно она вызывается заразной формой белковых соединений, которые называются прионами. Они найдены в головном и спинном мозге больных животных. Губчатая энцефалопатия овец связана с зараженным кормом.

В возникновении болезни Крейцфельда—Якоба тоже замешаны прионы. Есть основание полагать, что люди заражаются губчатой энцефалопатией, когда едят мясо зараженных животных.

В своем отчете «Причины заражения коровьим бешенством: употребление говядины или иные факторы?» исследователи из Филиппинского университета отмечают, что в настоящее время существует целый ряд прионовых заболеваний или трансмиссивной губчатой энцефалопатии, которые поражают разных животных. Ученые, сравнившие прионовые белки людей и животных, утверждают, что хотя причиной болезни Крейцфельда—Якоба считается употребление говядины, на возникновение болезни могут оказывать влияние и другие факторы.

«Так как мыши и крысы являются переносчиками прионовых заболеваний, мы предполагаем, что именно они передают почесуху или губчатую энцефалопатию людям, — сказано в отчете. — Мы считаем, что люди заражаются трансмиссивной губчатой энцефалопатией от инфицированных грызунов. То, что животных кормят мясом других животных, безусловно, увеличивает шансы грызунов заразиться губчатой энцефалопатией. Именно из-за этого все большее количество людей подвержено данным заболеваниям».

10

ТЕЛЕВИЗОР, ВЫСОКИЕ КАБЛУКИ И ДРУГИЕ ИСТОЧНИКИ БОЛЕЗНЕЙ

Лекарство, отпускаемое по рецепту, вызывает депрессию у детей

ПО НЕИЗВЕСТНЫМ ПРИЧИНАМ за последние 30 лет участились случаи возникновения у детей сильной депрессии или биполярного расстройства. От них страдает все больше детей, и начинаются расстройства в более раннем возрасте. По последним данным, полученным в США, возраст, в котором возникает депрессия, снизился на 4,5 года. Исследования показали, что у пациентов в возрасте старше 45 лет симптомы редко проявлялись до 20 лет, а у пациентов от 25 до 45 лет симптомы выявлены в более раннем возрасте. Самое поразительное то, что у пациентов, которым сейчас 25 лет, симптомы наблюдались уже к 20 годам.

Биполярное расстройство, известное также как маниакально-депрессивный психоз, — это болезнь мозга, при которой происходят постоянные изменения настроения, энергетики и дееспособности. Болезнь очень серьезная, она может привести к проблемам на работе, в отношениях с людьми, сказаться на школьной успеваемости и даже вызвать самоубийство. Именно поэтому так важно понять причины роста заболеваемости.

Был выдвинут целый ряд предполагаемых причин, но ни одна из них не годилась для объяснения происходящего.

Это заболевание имеет генетическую подоплеку, из чего следует, что такие больные менее склонны создавать семью и продолжать свой род, а значит, они не могут передавать гены. Казалось бы, уровень заболеваемости должен был снизиться, а не возрасти.

Неизвестно, из-за чего возникают расстройства. Исследователи из Университета Луисвилля предположили, что это связано с литием, первым лекарством, стабилизирующим настроение, одобренным Управлением по контролю качества продуктов питания и лекарственных средств США. Ученые полагают, что рост случаев биполярного расстройства начался через поколение после внедрения этого средства.

Литий до сих пор считается эффективным средством. Исследователи высказали гипотезу, согласно которой его использование в 1970-х годах привело к улучшению состояния больных и к значительным изменениям в их образе жизни. Другими словами, они получили возможность завести семью и родить детей. Кроме того, они стали гораздо больше времени проводить в обществе. Их фертильность возросла, что помогло им передать свои гены детям. Именно этим обусловлен рост случаев заболевания.

Как уже упоминалось, биполярное расстройство — это генетическое заболевание. Его симптомы ухудшаются с каждым последующим поколением. Таким образом, у детей пациентов, которых лечили литием, симптомы заболевания проявляются в более раннем возрасте и выражены ярче.

«Спустя 35 лет после одобрения лития у внуков этих пациентов в допубертатном возрасте наблюдается раннее проявление симптомов, — сказано в отчете. — Фармацевтические и социальные изменения позволили людям, страдающим биполярным расстройством, передать свои гены. Это привело к появлению поколения, у которого симптомы заболевания проявились гораздо раньше и в более тяжелой форме».

Рассеянный склероз и домашние кошки

РАССЕЯННЫЙ СКЛЕРОЗ ОСТАЕТСЯ загадочным заболеванием, от которого нет лекарства. В Великобритании им страдают 85 тысяч человек, а в Америке — в 5 раз больше.

Это наиболее распространенное заболевание центральной нервной системы, которое поражает молодых людей и делает их инвалидами. Считается, что это аутоиммунное заболевание: иммунная система атакует ткани организма. Рассеянный склероз поражает миелиновую оболочку, которая защищает нервы центральной нервной системы, при этом прерываются сигналы мозга.

Среди причин возникновения этого заболевания могут быть гены и факторы окружающей среды. Чаще всего этот недуг встречается в местности, удаленной от экватора, т. е. сказываются негативное воздействие Солнца и нехватка витамина D. Кроме того, подозрение падает на вирусы, бактерии и другие микробы, герпес и орнитозную* пневмонию. Все эти причины изучались, но исследователи так и не пришли к единому мнению.

Что бы ни оказалось причиной возникновения заболевания, это еще и соотносится с рядом странных фактов: частота случаев заболевания возрастает при удалении от экватора, много больных наблюдается среди выходцев из Европы, живущих в городах.

Исследователи из австралийской Ветеринарной школы Мердока считают, что в заболевании рассеянным склерозом могут быть виновны кошки. Этим можно объяснить не только распространенность заболевания, но и механизм его передачи, потому что у кошек был обнаружен вирус. В отчете сказано, что это убедительно свидетельствует о причине возникновения заболевания. Гипотеза заключается в следующем: около 7% домашних кошек заражено рассеянным склерозом. Этот вирус может передаваться детям в возрасте до 15 лет. Затем он будет находиться в пассивном состоянии в ожидании пробуждения под действием физического или эмоционального стресса.

Исследователи утверждают, что эта гипотеза выдержала все тесты. Рассеянным склерозом чаще всего заболевают европейцы, а они, как известно, обожают заводить кошек. Именно этим обусловлено географическое различие: на экваторе не держат кошек в доме, в условиях тропического климата реже берут на руки животных, и это снижает вероятность передачи вируса. Женщины чаще гладят кошек, поэтому у них большая предрасположенность

* Орнитозный — относящийся к инфекционным заболеваниям человека и птиц. — *Примеч. ред.*

к рассеянному склерозу. Особенности распространения заболевания в городе и в деревне объясняются тем, что за городом кошки живут преимущественно на улице.

Ученые считают, что очень многие люди являются носителями вируса, но они не больны, потому что для развития рассеянного склероза вирус должен быть активирован. Это происходит из-за стресса или индивидуальной чувствительности к вирусу. Исследователи обратили внимание на то, что чаще всего симптомы проявляются после 30 лет, когда люди подвергаются наиболее сильным стрессам на работе, в семье или из-за денег.

«Наше предположение о том, что людям передается парамиксовирус, который находится в нервной системе кошек, может объяснить причины возникновения рассеянного склероза и его географическую неоднородность. Неоднократно утверждалось, что на возникновение этого заболевания влияет образ жизни человека белой расы, который отличается от образа жизни других рас. На развитие полиомиелита оказывает воздействие отсутствие гигиены, в возникновении рассеянного склероза, возможно, повинны кошки».

Мыло — причина болезней сердца

МИЛЛИОНЫ ЛЮДЕЙ ПО ВСЕМУ МИРУ изменили образ жизни, узнав, что плохой рацион, высокий уровень холестерина, курение и отсутствие физической нагрузки — причины закупорки кровеносных сосудов. На возникновение атеросклероза — основной причины сердечных болезней — влияет высокий уровень холестерина в крови и низкое содержание антиоксидантов.

А может быть, причина в чем-то ином? Неужели рост количества сердечных заболеваний и повсеместное распространение мыла просто совпадение? Может быть, каждый раз, когда мы моем руки с мылом, мы повышаем риск развития сердечных заболеваний?

По мнению Роберта Кейна, исследователя из Батон-Ружа, мыло способствует не только развитию сердечных заболеваний, но и вызывает проблемы с кожей. Кейн приводит немало примеров того, когда здоровье возвратилось к людям после отказа от мыла. В медицинской литературе существует множество статей о вреде жира и холестерина. Однако в этой теории есть нестыковки. Почему, спрашивает Кейн, от болезней сердца не страдают эскимосы и кочевники, рацион которых больше чем наполовину состоит из жира и холестерина? Исследователь считает, что это относится и к другим теориям. Он считает виновником болезней сердца мыло.

Кейн указывает на то, что мыло вошло в наш обиход относительно недавно, широкое распространение оно получило в XIX веке. С течением времени оно стало более популярным. Когда мыло было предметом роскоши и пользовались им лишь раз в месяц, заболевания сердечно-сосудистой системы встречались не так часто. Но затем мылом стали пользоваться по несколько раз в день.

Это, по мнению ученого, ослабляет защитные свойства кожи. В большей мере это относится к секреции сальных желез и потоотделению. Эти естественные выделения покрывают нашу кожу и волосы защитным слоем из органических молекул. Для того чтобы защитить кожу, железы постоянно пополняют запас холестерина, холестеринового эфира, жирных кислот и триглицерида. После мытья рук наша кожа покрывается новым слоем холестерина, таким образом, чем чаще мы моем руки, тем больше откладывается жира на коже. Далее Кейн говорит, что большое количество холестерина попадает в кровь, при этом появляются бляшки, которые повреждают стенки артерий и уменьшают кровоток. «Я утверждаю, что использование мыла приводит к образованию атеросклеротических бляшек», — говорит он.

Если вы моетесь водой без мыла, это абсолютно безопасно. По мнению Кейна, очень легко отказаться от привычки пользоваться мылом. Уже через 3—4 дня вы не будете ощущать себя грязным и потным: «Вы быстро почувствуете себя здоровее».

Аутизм и жизнь в городе

ВОТ УЖЕ БОЛЕЕ ПОЛУВЕКА ученые всего мира не могут понять причины аутизма. Его возникновение связывали с генами, неизвестными вирусами, детскими прививками, слабым иммунитетом, материнской депрессией, ядовитыми веществами окружающей среды, а также с рационом.

В то время как ученые пытаются найти если не лекарство, то хотя бы эффективный способ лечения, количество детей, страдающих этим заболеванием, непрерывно растет. С начала 1980-х годов уровень заболеваемости аутизмом увеличился в 10 раз. Современная диагностика способна выявить рост заболеваемости, но не причину болезни.

В первую очередь подозрение падало на гены, однако их влияние не было доказано, и ученые до сих пор задаются вопросом, есть ли тут связь. Если, говорят они, эта связь существует, то должно быть какое-то эволюционное объяснение аутизма, иначе исчезли бы болезнь и ее носители. Люди, страдающие аутизмом, не создают семью, у них нет детей, поэтому со временем должен был произойти спад, а не подъем уровня заболеваемости.

«Несмотря на то что аутизм всегда считался дизонтогенетическим расстройством и больные аутизмом люди редко женятся (выходят замуж) и передают свои гены детям, за последние 25 лет произошел резкий подъем уровня заболеваемости в индустриальных странах. Это парадоксально, потому что количество заболеваний должно было или снизиться или оставаться на том же уровне», — утверждает техасский ученый Фред Превик. Он предположил, что на развитие заболевания влияют пренатальные факторы; с ними связаны все остальные факторы, которые ранее относились на счет генов. Близнецы страдают аутизмом вместе, но в этом случае повинны не гены, а то, что происходило с матерью после оплодотворения яйцеклетки.

Возможно, действует допамин, который участвует в определенных процессах мозга, относящихся к движению, эмоциональным реакциям и возможности испытывать удовольствие и боль.

Превик говорит, что люди, больные аутизмом, не могут общаться, у них снижена социальная коммуникация, им трудно определять эмоции и намерения других людей, их действия постоянно повторяются. Все это, по мнению ученого, возникает из-за чрезмерного количества допамина в организме больного. Он приводит в качестве примера опыты на животных, в ходе которых было обнаружено, что если уровень допамина возрастает, снижается коммуникативность, а действия повторяются. Избыточное количество допамина приводит также к концентрации внимания на неодушевленных предметах, что тоже является характерной чертой аутизма. Превик также обратил внимание на то, что стимулирующие лекарства, которые вызывают допаминовую активность в мозге, усиливают симптомы аутизма.

Однако если дело в допамине, что же вызывает его пренатальный рост до такого уровня и отчего происходит увеличение его содержания после рождения ребенка?

В отчете сказано, что социальные изменения повлекли за собой изменение количественного соотношения химических веществ в мозге. Это обусловлено возрастом матери и условиями городской жизни, стало больше работающих женщин, и они чаще испытывают стресс. В отчете подчеркивается, что именно стресс вызывает увеличение уровня допамина. Количество случаев аутизма в городах больше, чем в сельской местности. Это связано со стрессом от перенаселенности, с нарушениями сна, загрязнением атмосферы и интенсивным дорожным движением. Кроме того, стресс может быть вызван и растущим количеством разрывов семейных отношений. А увеличение материнского возраста связано с ростом уровня допамина, потому что с возрастом снижаются защитные свойства эстрогена.

«Рост уровня заболеваемости аутизмом обусловлен пренатальным уровнем допамина, — сказано в отчете. — Хронически высокий уровень допамина в материнском организме, вызванный постоянным давлением общества и изменениями, связанными с работой, получением образования и возрастом матери, влечет за собой развитие аутизма у ребенка».

Линии электропередачи вызывают депрессию

ДЕПРЕССИЯ СТАНОВИТСЯ ВСЕ БОЛЕЕ СЕРЬЕЗНОЙ ПРОБЛЕМОЙ. Ее уровень неуклонно возрастает во всех странах без каких-либо видимых причин. В качестве возможной причины депрессии называют условия современной жизни, сокращение количества семей и программ их поддержки, доступность новых лекарств и методов диагностики, наследственный фактор, гормональные изменения, сезонное изменение продолжительности светового дня и рацион.

До сих пор не принимали в расчет линии электропередачи, а ведь они появились и получили широкое распространение в то же время, что и депрессия. Они существуют везде, где есть пациенты, страдающие депрессией. Остается ответить на вопрос, есть ли взаимосвязь между депрессией и линиями электропередачи?

По мнению исследователей из Бристольского университета, только в Великобритании линии электропередачи виновны в 9000 случаев депрессии у взрослых и в 60 самоубийствах в год. Более того, они, возможно, стали потенциальной причиной рака легких в 200—400 случаях, 2000—3000 случаев — других заболеваний и в 2—6 случаях — детской лейкемии.

Ученые решили изучить влияние электрических и магнитных полей линий высокого напряжения в Великобритании. Вероятно, частота питающей сети вызывает депрессию, воздействуя на мелатонин, выделяемый эпифизом гормон, который отвечает за циркадный ритм. Во время исследований выяснилось, что некоторым людям мелатонин помогает избавиться от депрессии. Магнитные поля влияют на работу эпифиза и снижают уровень выделения этого гормона. Это также объясняет, почему во время магнитных бурь большее количество людей попадает в больницу в депрессивном состоянии.

«Есть основания полагать, что существует определенная связь между электромагнитными полями, депрессией и самоубийством», — говорится в отчете. В отношении рака легких сказано, что он возникает из-за загрязнения воздуха и вследствие курения. Что же касается линий электропередачи, то, когда мы дышим, вдыхаем электроаэрозольные частицы, которые оседают в легких, в отличие от незаряженных аэрозольных частиц. Под воздействием линий электропередачи могут быть заряжены бактерии, вирусы, уголь и даже пыльца растений. Они могут спровоцировать дыхательные и сердечно-сосудистые заболевания, в том числе астму и аллергию, которые чаще всего встречаются при более высокой частоте линий электропередачи. Только в Великобритании линии электропередачи ежегодно вызывают 2000—3000 случаев болезней, связанных с загрязнением воздуха.

«Наша гипотеза заключается в следующем. Магнитные и электрические поля линий электропередачи провоцируют развитие многих заболеваний у детей и взрослых, это касается и рака, — сказано в отчете. — В Великобритании каждый год заболевают тысячи людей, живущих вблизи линий электропередачи, что не может не привлечь внимания общественности. Этот вопрос рассматривается медицинскими учреждениями и исследовательскими организациями».

Обувь на высоких каблуках вызывает шизофрению

ТЕ, КТО ПРИДУМАЛ ОБУВЬ НА ВЫСОКИХ КАБЛУКАХ, должны за это ответить. Они не только приговорили целое поколение женщин носить туфли на шпильках, но также виновны в прогрессировании шизофрении.

Это утверждение может показаться странным, однако в этом уверен исследователь Ярл Фленсмарк: «Я считаю, что существует связь между обувью на высоких каблуках и шизофренией. И я не нашел ее опровержения. Шизофрения появилась после того, как стало модным носить туфли на высоких каблуках».

Обувь на каблуках появилась около тысячи лет назад, именно тогда зафиксированы первые случаи шизофрении и помещение людей в психиатрические лечебницы. Исследователь утверждает, что производство туфель на каблуках из Северной Америки распространилось в Англию и Германию, а затем и по всей Западной Европе. После этого резко возрос уровень заболеваемости шизофренией. Несмотря на то что многие ученые пытались понять причины возникновения этого расстройства, его природа до сих пор неясна. На этот счет существует множество гипотез. В качестве причины рассматривались гены, неизвестные факторы окружающей среды, инфекционные заболевания в раннем возрасте, дата рождения, время года, температура воздуха во время зачатия и родов.

Данная гипотеза появилась, когда стали исчезать мокасины, а популярность туфель на каблуках, наоборот, возросла. Прямоходящие люди появились около 10 миллионов лет назад, но первая обувь была изобретена значительно позже, она была на кожаной подошве. Исследователь говорит, что первые туфли на каблуках появились в Месопотамии, и, возможно, это совпадение, однако первые лечебницы для душевнобольных появились в Багдаде (750 г. н.э.) и Каире (873 г. н.э.).

Есть и другие совпадения, по мнению Фленсмарка. Шизофрения была распространена среди представителей знати, а ведь именно они начали носить модную обувь на каблуках. В Англии такая обувь появилась в начале XVII века, после этого было зафиксировано увеличение количества душевнобольных.

Кроме того, эта гипотеза находит поддержку и в том, что среди коренных американцев, которые носили мокасины, очень редко бывали случаи заболевания, но душевнобольные чаще встречались в дождливых областях, потому что там носили обувь на каблуках. Так, в дождливых районах западной Ирландии уровень заболеваемости был в 7 раз выше, чем в более сухом Дублине.

Однако если это не случайное совпадение, то каким образом обувь на каблуке вызывает психические расстройства? Ответ прост. Когда мы передвигаемся, движения стимулируют рецепторы нижних конечностей, что увеличивает активность клеток мозга. Однако каблуки этому мешают, поэтому рецепторы стимулируются гораздо меньше, а это приводит к изменениям количества допамина в мозге. Это соответствует утверждению, что в мозге больного шизофренией человека производится больше допамина, чем в мозге здорового. Кроме того, это подтверждается данными о том, что электрическая стимуляция мозга способствует улучшению самочувствия шизофреников.

Фтористые соединения делают зубы кривыми

НЕСМОТРЯ НА ТО ЧТО фтор содержится в воде и зубной пасте и уже давно используется для того, чтобы зубы были здоровыми, у него есть свои минусы. Многие исследователи доказывали его пользу, однако некоторые говорили о желтеющих зубах, белых точках и пятнистом поражении эмали. Помимо этого, обнаружена косвенная связь с остеопорозом.

По мнению австралийского исследователя Филиппа Саттона, фтор может участвовать в возникновении ортодонтических заболеваний. Он считает, что фтористые соединения мешают развитию костных тканей, которые укрепляют зубы, что приводит к одвижности зубов, их искривлению и скученности и влечет развитие множества болезней.

Для того чтобы зубы были ровными и формировался правильный прикус, необходимо нормальное развитие альвеолярной (челюстной) кости, фиксирующей зубы. Для здоровья альвеолярной кости важны взаимодействие и баланс двух видов клеток: костеобразующей и костной. Одни клетки образуют новые ткани, другие отвечают за удаление старых. Фтор для них ядовит. Хроническое отравление фтором, вызванное его чрезмерным количеством, влияет на рост челюстных костей. Если они не достигают правильной формы и размера, развивается скученность зубов.

В отчете отмечается, что явные признаки отравления фтором были обнаружены у людей, в том числе и детей в возрасте до 10 лет, постоянно пьющих воду, в которой содержится 3,5 мг/л фтора. Кроме того, внимание обращается на то, что в окружающей среде возросло количество фтора в воде, воздухе, еде, это добавляется к тому, что употребляется.

«Мы считаем, что из-за большого количества потребляемого фтора могут развиться зубные болезни. Особенно это относится к фтору, содержащемуся в воде, — говорится в отчете. — Если количество фтора, поступающего в организм из всех источников, достаточно большое, то фтор может отрицательно повлиять на развитие костей, которое выявляется по флюорозу* зубов, а также на костеобразующие и костные клетки у детей всех возрастов. Это сказывается на росте зубов и воздействует на альвеолярную кость».

Дожди приводят к сгущению крови

ПРИ ИЗУЧЕНИИ сканограмм и отчетов о состоянии здоровья пациентов ученые пришли к поразительному заключению. Они сопоставили даты госпитализации и пришли к выводу, что большинство больных поступило в клиники во время дождя или при высокой влажности воздуха, вызванной давлением водяных паров.

Все пациенты поступили с эмболией легких — это состояние характеризуется закупоркой легочных артерий одним или несколькими сгустками крови, которые обычно образуются в других частях организма, например в голени. От эмболии легких нередко умирают пациенты в больницах, особенно после перенесенных операций, кроме того, от этого часто страдают авиапассажиры во время длительного перелета.

Ученых долгое время ставило в тупик то обстоятельство, что помимо явных причин наблюдались сезонные закономерности тромбообразования и возникновения легочной эмболии. Считалось, что в подобных случаях воздействует холодная погода, ко-

---

* Флюороз — хроническое заболевание костной системы и зубов, вызванное избыточным количеством фтора и его соединений в организме. — *Примеч. ред.*

торая замедляет кровоток, или высокое атмосферное давление, сужающее кровеносные сосуды и также уменьшающее кровоток.

По свидетельству ученых из Королевской больницы графства Суррей в Гилфорде, в отделении скорой помощи невозможно прогнозировать, сколько пациентов с диагнозом легочной эмболии поступит в течение суток. Их может быть очень много в течение одного дня, и потом — ни одного больного за неделю. Эмболия чаще всего случается в пасмурную, дождливую погоду.

Когда в больницу поступает пациент с легочной эмболией, обычно ему делают томографию легких. Ученые из Суррея изучили 300 сканограмм за 6-летний период. Затем отчеты за месяц сравнили с данными отчетов за тот же период метеостанции, находящейся недалеко от больницы. Учитывались температура и влажность воздуха, давление водяного пара, атмосферное давление и количество осадков.

Ученые сделали поразительное открытие. Постоянные изменения атмосферного давления зимой, перепады температуры и влажности не влияют на возникновение легочной эмболии. Однако обнаружилась связь заболевания с давлением водяного пара и количеством осадков. Водяной пар и дождь имеют одну общую черту: они увлажняют воздух. Водяной пар попадает в атмосферу вследствие испарения воды с поверхности океанов, озер, мокрой почвы и листьев растений.

Может ли влажный воздух приводить к увеличению количества пациентов? По мнению исследователей из Суррея, возможно, воздействуют загрязнители воздуха. Когда они попадают в легкие людей, предрасположенных к эмболии, возникает риск тромбообразования.

«Мы считаем, что выхлопные газы дизельных двигателей и самолетов, переносимые ветром, попадают в атмосферу. Эти загрязнители проникают в легкие и ускоряют процесс свертывания крови, что может повлечь тромбообразование. Случаи легочной эмболии чаще наблюдаются при высоком атмосферном давлении. Риск тромбообразования и эмболии возрастает у ослабленных людей или в результате неподвижности во время длительного авиаперелета».

Климатические изменения и диабет

ОКОЛО 14 ТЫСЯЧ ЛЕТ НАЗАД в Западной Европе климат стал намного холоднее. После окончания ледникового периода вновь потеплело. Растения и животные заполнили территорию Британских островов, Северную Европу и продвигались далее. Но холода вернулись вместе с малым ледниковым периодом, нижним триасом, который продлился более 1500 лет. Было так холодно, что ледники появились в южной Ирландии и в южном Уилтшире, а Глазго был погребен под толщей снега.

Это имело трагические последствия для растений и животных, а также для людей, которые начали переселяться в более теплые и плодородные края. Исследователи утверждают, что 14 тысяч лет назад население Северной Европы достигло своего пика, но сократилось во время малого ледникового периода. Численность населения Северной и Западной Европы достигла минимального значения: люди или умирали, или переселялись туда, где климат был теплее. Это положение сохранялось до нового потепления, наступившего около 11 тысяч лет назад.

Глобальные климатические изменения привели к тому, что выжили только сильнейшие. Другими словами, выжили, создали пару и обзавелись потомством люди, у которых были сильные гены или определенные особенности, дающие им преимущества в таких экстремальных условиях. И это генетическое преимущество по-прежнему сохраняется. Что это? Исследователи из Медицинской школы Маунт Синай (Нью-Йорк) и из Университета Торонто считают, что диабет первого типа защитил людей. Он также известен как инсулиновый, или юношеский, диабет, его симптомы появляются, когда организмом производится малое количество инсулина или он вообще не вырабатывается. Болезнь обычно начинается в юношеском возрасте. Причины ее возникновения неизвестны. Считается, что на заболевание влияют факторы окружающей среды и гены. Инсулин необходим организму, так как без инсулина уровень содержания сахара в крови сильно увеличивается.

Очень странно, что заболеваемость диабетом первого типа распространена очень неравномерно по земному шару. Больше всего больных зарегистрировано в Северной Европе, однако их количество невелико в Африке и Азии. Некоторые исследователи обращают внимание на то, что чаще всего данный диагноз ставится зимой.

«Это интересное наблюдение подтверждает тот факт, что холод активирует или регулирует один или несколько метаболических путей, отвечающих за возникновение диабета первого типа, похожее отмечено у холодостойких животных», — утверждают исследователи. Они предположили, что уровень глюкозы повышается, потому что сахар служит своего рода антифризом, который снижает температуру замерзания тела и препятствует образованию кристаллов в клетках, повышая шансы на выживание.

Диабет первого типа был способом адаптироваться к климатическим условиям. В то время продолжительность жизни была небольшой, около 25 лет, и существовало множество угроз жизни помимо этой болезни. Она предоставляла кратковременные преимущества, а о длительной защите никто и не мечтал. Сейчас продолжительность жизни значительно возросла, поэтому преимущества диабета утратили свое значение и диабет превратился в заболевание.

«Этот способ защититься от переохлаждения помог предкам жителей Северной Европы выжить во время внезапного понижения температуры, произошедшего примерно 14 тысяч лет назад, пик которого пришелся на малый ледниковый период. Тогда жизнь была коротка и факторы, вызывающие диабет первого типа, позволяли выжить, — говорят исследователи. — Мы считаем, что диабет первого типа — это своего рода адаптация к холоду. Эта гипотеза позволяет объяснить, почему данное заболевание встречается в разных странах неравномерно, а также является еще одним примером того, что мы формируемся под воздействием окружающей среды».

Телепередачи вызывают слабоумие

ЗА ПОСЛЕДНИЕ ПОЛВЕКА резко увеличилось количество телезрителей. В этот же период возросло и количество людей, страдающих слабоумием. Что это? Совпадение или между этими явлениями существует взаимосвязь? Почти все люди, которым был поставлен данный диагноз, ежедневно смотрели телевизор в течение нескольких часов.

Неоднократно отмечалось, что магнитное поле, излучение от кинескопа и другие факторы, связанные с просмотром телевизора, вредны для здоровья. Однако сейчас считается, что опасен не сам телевизор, а те шоу, которые показывают, их воздействие на психику и психологию людей.

Слабоумием страдает каждый двадцатый человек в возрасте от 65 лет и каждый пятый старше 80 лет. Наиболее распространенная форма — болезнь Альцгеймера, причины ее возникновения до сих пор неясны. Болезнь связывают с возрастом, наследственностью, окружающей средой, рационом и состоянием организма.

Исследователи из Университета Тель-Авива считают, что телевидение может оказывать вредное воздействие по двум причинам. Во-первых, просмотр телепередач не требует никаких умственных или физических усилий. А во-вторых, многие события, которым посвящены ТВ-шоу, вызывают стресс. Эти два фактора могут привести к развитию слабоумия.

Некоторые исследователи утверждают, что вероятность развития слабоумия среди образованных людей ниже, как и у тех, кто напряженно работает физически. Существует теория «используй или потеряй» — она о мозге и слабоумии. Иначе говоря, психически активные люди, которые используют бульшую часть клеток мозга, менее подвержены слабоумию, в их организме замедляются процессы старения, поэтому болезнь у них не развивается. Например, в Израиле случаи слабоумия очень редки среди знатоков Талмуда.

Напротив, просмотр телепередач — это пассивное занятие, не требующее какого-либо интеллектуального труда. Это любимый вид досуга пожилых людей.

Кроме того, телевидение вызывает стресс. По данным исследователей, к тому моменту, когда американский школьник заканчивает начальную школу, он уже стал свидетелем 8 тысяч убийств и 100 тысяч актов насилия по телевизору. Теперь мы узнаем гораздо большее количество стрессовых новостей благодаря круглосуточному вещанию. Мы узнаем о национальных бедствиях, войнах, терроризме. И эта информация доступна огромной аудитории.

Исследователи обращают внимание на то, что стресс, вызываемый телепередачами в связи с освещением тех или иных событий, гораздо сильнее, чем воздействие других средств массовой информации, из-за аудиовизуального ряда и зрительского напряжения. Этот стресс влияет на нейроны гипоталамуса — области мозга, отвечающей за память. То же самое наблюдается и у пациентов с диагнозом болезни Альцгеймера.

Исследователи считают, что когда пациент, страдающий слабоумием, впервые приходит на прием, он должен рассказать врачу о том, сколько времени и как часто смотрит телевизор. «Многие люди смотрят телевизор по 4 часа в день и даже более. Все эти факторы увеличивают вероятность развития слабоумия среди постоянных телезрителей», — сказано в отчете.

Стресс может пагубно сказаться на ваших зубах

ВО ВРЕМЯ ЕЖЕГОДНОГО планового визита на остров Банаба, расположенный в центральной части Тихого океана, стоматологи сделали поразительное открытие. Во время шести предыдущих посещений острова было обнаружено всего 14 больных с серьезной формой кариеса из осмотренных 635 взрослых (2,2% населения острова). Ко времени последнего визита количество людей, имеющих кариес, увеличилось в 10 раз (19,7%). При этом не произошло каких-либо видимых изменений в рационе или образе жизни. Что же случилось?

Выяснилось, что за 3 месяца до осмотра врачей островитянам сообщили, что запасы фосфата истощились, а это означало, что они потеряют свою работу и будут вынуждены вернуться туда, где родились и выросли. Исследователи говорят, что эту новость спокойно восприняли молодые женщины и неженатые мужчины в отличие от старого поколения, представители которого прожили на острове несколько лет и привыкли к преимуществам жизни и работы здесь.

Это и сказалось на увеличении количества больных кариесом. Среди мужчин в возрасте 35 лет и старше тех, кто наиболее остро переживал переезд, больны были 39% — гораздо больше, чем среди женщин или молодых мужчин.

Во время дальнейших обследований была обнаружена связь острой формы кариеса со стрессом. Люди, страдающие депрессией, чаще были подвержены кариесу. Во время стоматологического осмотра в Мельбурне, которое проводится один раз в полгода, выяснилось, что кариесом больны 6 человек, пятеро из них ранее испытали сильнейший психический стресс. Более серьезно были обследованы 1339 человек, результат оказался тем же. В обоих случаях была установлена прямая взаимосвязь стресса и кариеса.

Как именно стресс воздействует на состояние зубов, неизвестно. Согласно одной из гипотез, в этом процессе участвует иммунная система. Исследования показали, что во время стресса активность клеток-киллеров ниже, чем должна быть, поэтому им гораздо сложнее отразить атаку бактерий, вызывающих болезни зубов.

«Увеличение количества людей, больных кариесом, происходит вследствие нарушений в работе иммунной системы, — считают исследователи. — Обследование представителей полинезийских и микронезийских народов дало интересные результаты. Они очень спокойно относятся к жизни. А тот факт, что стресс вызывает у них кариес, говорит о том, что данное заболевание не “привилегия” европейской расы, а относится ко всем людям в равной степени».

Перчатки вызывают астму

ЭТО ЗВУЧИТ НЕПРАВДОПОДОБНО. Но могут ли руки, которые берут новорожденного, быть причиной всемирной эпидемии астмы? Или это всего лишь совпадение, что значительный рост количества людей, больных астмой, аллергией и экземой, пришелся на период, когда медсестры, доктора и акушеры стали использовать перчатки из латекса?

По данным исследователя Дженифер Ворт, сегодня каждый пятый ребенок страдает астмой или экземой в раннем возрасте. Многие из них рождаются с одним или двумя этими заболеваниями, или они появляются у младенцев через несколько дней после рождения.

Никто пока не сумел объяснить, почему уровень заболеваемости так сильно возрос. Однако называлось множество предполагаемых причин, в том числе домашняя пыль, коровье молоко, цветочная пыльца и животные.

До сих пор никто не обращал внимания на латексные перчатки медицинского персонала. В действительности в 700 докладах о латексе упоминалась аллергия, но ни в одном не было сказано о воздействии латекса на здоровье новорожденных. Аллергия на латекс считается профессиональным заболеванием.

Латексный каучук природного происхождения изготавливают из *Hevea brasiliensis,* в нем содержится множество веществ, некоторые из них — сильнейшие аллергены. Несмотря на то что медицинские латексные перчатки используются уже на протяжении века, технология их производства изначально была намного проще. Латекс нагревался до высокой температуры, под действием которой расщеплялись натуральные белки-аллергены. Перчатки производились в Великобритании и Европе и ничем не присыпались. В 1970-х годах, незадолго до увеличения количества больных астмой и аллергией, технология изменилась. Перчатки стали дешевыми, их присыпали специальным веществом. Для того чтобы ускорить и упростить процесс производства латекса, стали использоваться химикаты, которые были запатентованы, и их названия не разглашаются.

Дети во время родов должны подвергаться по возможности меньшему контакту с аллергенами. Но сегодня в родильной палате они попадают в руки медсестер и врачей в латексных перчатках, т. е. кожа младенцев соприкасается с латексом и химическими веществами, которыми покрыты перчатки. Помимо этого, химикаты попадают в воздух родильной палаты — их вдохнет ребенок, едва начав дышать. По мнению исследователей, именно это и приводит в дальнейшем к аллергии и астме.

«Контакт новорожденных с латексом происходит из-за того, что врачи надевают латексные перчатки. Это оказывает сенсибилизирующее* действие на младенцев, — отмечается в отчете. — Вот уже на протяжении 35 лет используются обработанные присыпкой латексные перчатки. Целое поколение детей было подвергнуто воздействию латекса, что, возможно, стало причиной возникновения у них аллергии и астмы».

---

* Сенсибилизация — повышенная чувствительность организма к воздействию химических веществ. — *Примеч. ред.*

ВЗРЫВАЮЩИЕСЯ ПОЧКИ, ЯДОВИТЫЕ ГИТАРЫ И МНОГОЕ ДРУГОЕ

РАЗУМЕЕТСЯ, РЕЧЬ ПОЙДЕТ не об этом. Множество явлений изучается целым легионом ученых, врачей, исследователей и энтузиастов. Их пытливые умы продолжают искать ответы на всевозможные вопросы.

Солнце никогда не заходит в *Medical Hypotheses*. И в этот момент кто-то трудится в лаборатории, офисе, кабинете или садовом сарае, пытаясь доказать новую теорию и добавляя последние штрихи к статье.

Что будет опубликовано? Чья статья станет сенсацией?

Так, существует предположение, что ваши почки могут буквально взорваться во время длительного авиаперелета. Повышенное атмосферное давление может привести к внезапному разрыву части почки.

А есть гипотеза, согласно которой гитаристы находятся в большой опасности. Не из-за громкого звука, нет, а из-за отравления никелем, из которого сделаны струны. Гитаристы, сильно ударяющие по струнам, окружены невидимым облаком пыли. Эта взвесь может стать причиной астмы.

Существует масса других гипотез: сексуальная ориентация зависит от иммунной системы внутриутробного плода; аппендикс — это часть мозга; употребление в пищу креветок способствует раку кишечника. А мужчина, который, к несчастью, потерял одно яичко, может стать отличным атлетом благодаря гормональным изменениям в организме.

Ученых интересует происхождение и назначение крайней плоти; они пытаются решить некоторые проблемы сна; понять, почему роды проходят в муках и почему слабоумные запоминают свой любимый телеканал.

Более того, удалось найти лекарство от СПИДа… Впрочем, это уже совсем другая история.

ПРИМЕЧАНИЯ

1. НОЧНЫЕ СТРАХИ, РОДИНКИ И НАУЧНЫЕ ТЕОРИИ

Близорукие люди умнее

Mak M.W.M., Kwan T.S., Cheng K.H., Chan R.T.F., Ho S.L. Myopia as a latent phenotype of a pleiotropic gene positively selected for facilitating neurocognitive development, and the effects of environmental factors in its expression. Vol. 66, pp. 1209—1215.

Откровения всегда случаются в горах

Arzy S., Idel M., Landis T., Blanke O. Why revelations have occurred on mountains. Linking mystical experiences and cognitive neuroscience. Vol. 65, pp. 841—845.

Толстяки *действительно* веселее

Oinonen K.A., Mazmanian D. Does body fat protect against negative moods in women? Vol. 57, pp. 387—388.

Ночные кошмары могут вас убить

Melles R.B., Katz B. Night terrors and sudden unexplained nocturnal death. Vol. 26, pp. 149—154.

Родимые пятна — доказательство переселения душ

Stevenson I. The phenomenon of claimed memories of previous lives: possible interpretations and importance. Vol. 54, pp. 652—659.

Глобальное потепление снижает фертильность

Fisch H., Andrews H.F., Fisch K.S., Golden R., Liberson G., Olsson C.A. The relationship of long-term global temperature change and human fertility. Vol. 61, pp. 21—28.

Душ пагубно действует на мозг
Elsner R.J.F., Spangler J.G. Neurotoxicity of inhaled manganese: Public health danger in the shower? Vol. 65, pp. 607—616.

Низкорослые люди спасут мир
Samaras T.T., Storms L.H. Secular growth and its harmful ramifications. Vol. 58, pp. 93—112.

Дату смерти можно вычислить
Sri Kantha S. Total immediate ancestral longevity (TIAL) score as a longevity indicator: an analysis on Einstein and three of his scientist peers. Vol. 56, pp. 519—522.

Нарушение суточного биоритма приводит к психическим заболеваниям
Katz G., Durst R., Zislin Y., Barel Y., Knobler H.Y. Psychiatric aspects of jet lag: review and hypothesis. Vol. 56, pp. 20—23.

2. ПОДБОРОДКИ, ПИВНОЕ БРЮШКО И УШНАЯ СЕРА

Почему люди не покрыты шерстью
Harris J.R. Parental selection: A third selection process in the evolution of human hairlessness and skin colour. Vol. 66, pp. 1053—1059.

Назначение ушной серы
Verhaegen M.J.B. The aquatic ape theory and some common diseases. Vol. 24, pp. 293—299.

Способность слышать голоса может спасти жизнь
Bobrow R.S. Paranormal phenomena in the medical literature sufficient smoke to warrant a search for fire. Vol. 60, pp. 864—868.

Для чего нужен подбородок
Ichim I., Kieser J., Swain M. Tongue contractions during speech may have led to the development of the bony geometry of the chin following the evolution of human language — A mechanobiological hypothesis for the development of the human chin. Vol. 69, pp. 20—24.

Чувство юмора помогает выжить
Howe N.E. The origin of humour. Vol. 59, pp. 252—254.

Дети тянут все в рот, чтобы не было астмы
Fessler D.M.T., Abrams E.T. Infant mouthing behaviour: the immunocalibration hypothesis. Vol. 63, pp. 925—932.

Брюшко защищает мужчин в старости
Vardi P., Pinhas-Hamiel O. The young hunter hypothesis: age-related weight gain — a tribute to the thrifty theories. Vol. 55, pp. 521—523.

Почему «моржи» не дрожат
Kolettis T.M., Kolettis M.T. Winter swimming: healthy or hazardous? Evidence and hypotheses. Vol. 61, pp. 654—656.

По длине пальцев можно спрогнозировать болезнь
Manning J.T., Bundred P.E. The ratio of 2nd to 4th digit length: A new predictor of disease predisposition? Vol. 54, pp. 855—857.

Артрит — цена здоровья ваших предков
Mobley J.L. Is rheumatoid arthritis a consequence of natural selection for enhanced tuberculosis resistance? Vol. 62, pp. 839—843.

Тошнота полезна
Rubio-Godoy M., Aunger R., Curtis V. Serotonin — A link between disgust and immunity? Vol. 68, pp. 61—66.

Психопаты — необходимое зло
Miric D., Hallet-Mathieu A.-M., Amar G. Aetiology of antisocial personality disorder: Benefits for society from an evolutionary standpoint. Vol. 65, pp. 665—670.

Кистозный фиброз — наследие чумы
Cassano W.F. Cystic fibrosis and the plague. Vol. 18, pp. 51—52.

3. СУМАСШЕДШИЕ МОНАРХИ, СОВРЕМЕННЫЕ ТУАЛЕТЫ И ДРУГИЕ ИСТОРИЧЕСКИЕ ТЕОРИИ

Современные туалеты оказывают пагубное воздействие на ноги
Sontag S.J., Wanner J.N. The cause of leg cramps and knee pains: A hypothesis and effective treatment. Vol. 25, pp. 35—41.

Королева Елизавета I была наполовину мужчиной
Bakan R. Queen Elizabeth I: A case of testicular feminization? Vol. 17, pp. 277—284.

Шизофрения изменила ход истории Британии
Bark N. Did schizophrenia change the course of English history? The mental illness of Henry VI. Vol. 59, pp. 416—421.

Иисус, Туринская плащаница и самовозгорание
Clarkson J.D.B. A possible origin for the Turin shroud image. Vol. 12, pp. 11—16.

Неандертальцы исчезли из-за дыма
Stormer F.C., Mysterud I. Cave smoke: Air pollution poisoning involved in Neanderthal extinction? Vol. 68, pp. 723—724.

Английская лихорадка — не что иное, как сибирская язва
McSweegan E. Anthrax and the aetiology of the English Sweating Sickness. Vol. 62, pp. 155—157.

Сельдь спасала нас от болезней сердца
Walsh G.P. The history of the herring and with its decline the significance to health. Vol. 20, pp. 133—137.

Синдром войны в Персидском заливе — аллергическая реакция на бургеры
Hollander D.H. Beef allergy and the Persian Gulf syndrome, Vol. 45, pp. 221—222.

Доисторические костры защищали людей от рака легких
Platek S.M., Gallup G.G., Fryer B.D. The fireside hypothesis: was there differential selection to tolerate air pollution during human evolution? Vol. 58, pp. 1—5.

Альфред Нобель был убит динамитом
Sri Kantha S. Could nitroglycerine poisoning be the cause of Alfred Nobel's anginal pains and premature death? Vol. 49, pp. 303—306.

4. СЕКС, БЛОНДИНКИ И МЕКСИКАНСКИЙ ПАРАДОКС

Почему женщины стонут во время секса
Passie T., Hartmann U., Schneider U., Emrich H.M. On the function of groaning and hyperventilation during sexual intercourse: intensification of sexual experience by altering brain metabolism through hippomania. Vol. 60, pp. 660—663.

Как важно быть импотентом
Gofrit O.N. The evolutionary role of erectile dysfunction. Vol. 67, pp. 1245—1249.

Секс во время беременности приводит к высокому артериальному давлению
Marx G.F., Naushaba S.H., Schulman H. Is pre-eclampsia a disease of the sexually active gravida? Vol. 7, pp. 1397—1399.

Вазэктомия снижает риск возникновения рака простаты
Sheth A.R., Panse G.T. Can vasectomy reduce the incidence of prostatic tumour? Vol. 8, pp. 237—241.

Лекарство от безумной страсти
Shoja M.M., Tubbs R.S., Ansarin K. A cure for infatuation? The potential «therapeutic» role of pineal gland products such as melatonin and vasotocin in attenuating romantic love.Vol. 68, pp. 1172—1173.

Зимняя депрессия мешает сексу
Eagles J.M. Seasonal affective disorder: a vestigial evolutionary advantage? Vol. 63, pp. 767—772.

Джентльмены предпочитают блондинок
Ramachandran V.S. Why do gentlemen prefer blondes? Vol. 48, pp. 19—20.

Запахи дома превращают девочку в женщину
Burger J., Gochfeld M. A hypothesis on the role of pheromones, on age of menarche. Vol. 17, pp. 39—46.

Послеродовая депрессия вызвана недостатком секса
Ney P.G. The intravaginal absorption of male generated hormones and their possible effect on female behaviour. Vol. 20, pp. 221—231.

Болезнь десен приводит к малому весу младенцев
Xiong X., Buekens P., Vastardis S., Wu T. Periodontal disease as one possible explanation for the Mexican paradox. Vol. 67, pp. 1348—1354.

Презервативы увеличивают риск возникновения рака груди
Gjorgov A.N. Barrier contraceptive practice and male infertility as related factors to breast cancer in married women. Vol. 4, pp. 79—88.

5. ЭТО ПРОИСХОДИТ ИЗ-ЗА СОЛНЦА (ЛУНЫ)

Солнечные дни делают мужчин вспыльчивыми
Schreiber G., Avissar S., Tzahor Z., Barak-Glantz I., Grisaru N. Photoperiodicity and annual rhythms of wars and violent crimes. Vol. 48, pp. 89—96.

Солнце вызывает шизофрению
Richardson-Andrews R.C. Sunspots and the recency theory of schizophrenia. Vol. 44, pp. 16—19.

Солнце регулирует продолжительность жизни
Davis G.E., Lowell W.E. Solar cycles and their relationship to human disease and adaptability. Vol. 67, pp. 447—461.

Солнце воздействует на эпидемии гриппа
Yeung J.W.K. A hypothesis: Sunspot cycles may detect pandemic influenza A in 1700—2000 AD. Vol. 67, pp. 1016—1022.

В приступах подагры виновна Луна
Mikulecky M., Rovensky J. Gout attacks and lunar cycle. Vol. 55, pp. 24—25.

Боли в груди вызваны Луной
Sok M., Mikulecky M., Erzen J. Onset of spontaneous pneumothorax and the synodic lunar cycle. Vol. 57, pp. 638—641.

Как погода влияет на настроение
Sher L. Effects of the weather conditions on mood and behaviour: The role of acupuncture points. Vol. 46, pp. 19—20.

Почему жители Гренландии меньше подвержены раку
Erren T.C., Piekarski C. Does winter darkness in the Arctic protect against cancer? The melatonin hypothesis revisited. Vol. 53, pp. 1—5.

6. ЛАК ДЛЯ ВОЛОС, ВОЛОСАТОСТЬ И ДРУГИЕ ПРИЧИНЫ РАЗВИТИЯ РАКА

Освещение ночью вызывает рак
Pauley S.M. Lighting for the human circadian clock: recent research indicates that lighting has become a public health issue. Vol. 63, pp. 588—596.

Собаки вызывают у женщин рак груди

Laumbacher B., Fellerhoff B., Herzberger B., Wank R. Do dogs harbour risk factors for human breast cancer? Vol. 67, pp. 21—26.

Электрическая пишущая машинка — причина рака груди

Milham S., Ossiander E. Electric typewriter exposure and increased female breast cancer mortality in typists. Vol. 68, pp. 450—451.

Волосатые люди менее подвержены раку

Komarova S.V. A moat around castle walls: The role of axillary and facial hair in lymph node protection from mutagenic factors. Vol. 67, pp. 698—701.

Слишком стремительное прекращение курения приводит к раку легких

Kumar A., Mallya K., Kumar J. Are lung cancers triggered by stopping smoking? Vol. 68, pp. 1176—1177.

Рак проще всего выявить летом

Hykkerud Steindal A., Porojnicu A.C., Moan J. Is the seasonal variation in cancer prognosis caused by sun-induced folate degradation? Vol. 69, pp. 182—185.

Лак для волос вызывает рак

Donovan M., Tiwary C.M., Axelrod D., Sasco A.J., Jones L., Hajek R., Sauber E., Kuo J., Davis D.L. Personal care products that contain estrogens or xenoestrogens may increase breast cancer risk. Vol. 68, pp. 756—766.

Цвет кожи и рак груди

Manning J.T., Caswell N. Constitutive skin pigmentation: a marker of breast cancer risk? Vol. 63, pp. 787—789.

7. КАК ИЗЛЕЧИТЬСЯ ОТ БОЛЬШИНСТВА ЗАБОЛЕВАНИЙ И СТАТЬ ВЫШЕ

Лекарство от запора

Hoseini S.S., Gharibzadeh S. Squeezing the glans penis: A possible manoeuvre for improving the defecation process and preventing constipation. Vol. 68, pp. 925—926.

Орехи помогут избавиться от зубной боли
Weber C. Eliminate infection (abscess) in teeth with cashew nuts. Vol. 65, p. 1200.

Кожаная обувь лечит заболевания
Robinson A.A. Electrolysis between the feet and the ground and its probable health effects. Vol. 5, pp. 1071—1077.

Средство от икоты
Kumar A. Gag reflex for arrest of hiccups. Vol. 65, p. 1206.

Чтобы нос начал дышать, гудите по 120 раз в день
Eby G.A. Strong humming for one hour daily to terminate chronic rhinosinusitis in four days: A case report and hypothesis for action by stimulation of endogenous nasal nitric oxide production. Vol. 66, pp. 851—854.

Магниты помогут вам стать выше
Kumar J., Kumar A. Sustained repulsive magnetic force for bone lengthening. Vol. 65, p. 630.

Пейте воду, чтобы снизить риск возникновения болезней сердца
Mathur R.K. The role of hypersomolal food in the development of atherosclerosis. Vol.64, pp. 579—581.

Лекарство от большинства заболеваний
Dehmelt H. Healthiest diet hypothesis: how to cure most diseases? Vol. 64, p. 882.

Лекарство от смерти
Olson C.B. A possible cure for death. Vol. 26, pp. 77—84.

8. ЗАЩИТНЫЕ СВОЙСТВА ГЕЛЬМИНТОВ, КОШЕК И СОБАК

Домашние животные предотвращают сердечные приступы
Patronek G.J., Glickman L.T. Pet ownership protects against the risks and consequences of coronary heart disease. Vol. 40, pp. 245—249.

Пользуйтесь лифтом для естественных родов
Sabayan B., Zolghadrasli A., Mahmoudian N. Could taking an up-elevator on the way to the delivery room be a potential novel therapy for dystocia? Vol. 68, p. 227.

Морские водоросли предотвращают СПИД
Teas J., Hebert J.R., Fitton J.H., Zimba P.V. Algae — a poor man's HAART? Vol. 62, pp. 507—510.

Гельминты предотвращают болезни сердца
Magen E., Borkow G., Bentwich Z., Mishal J., Scharf S. Can worms defend our hearts? Chronic helminthic infections may attenuate the development of cardiovascular diseases. Vol. 64, pp. 904—909.

Смертоносные вирусы прячутся во льду
Smith A.W., Skilling D.E., Castello J.D., Rogers S.O. Ice as a reservoir for pathogenic human viruses: specifically, caliciviruses, influenza viruses, and enteroviruses. Vol. 63, pp. 560—566.

Автомобили вызывают сердечные заболевания
Robinson A.A. Heart disease, cancer and vehicle travel. Vol. 5, pp. 323—328.

Прохладительные напитки предотвращают рак желудка
Seely S. The recession of gastric cancer and its possible causes. Vol. 4, pp. 50—57.

Курение приводит к ревматическому полиартриту
Fischer K.M. Hypothesis: Tobacco use is a risk factor in rheumatoid arthritis. Vol. 34, pp. 116—117.

Крошечные клещи вызывают астму
Woerden H. van. Dust mites living in human lungs — the cause of asthma? Vol. 63, pp. 193—197.

9. КАК ОСТАВАТЬСЯ ЖИВЫМ, БЫТЬ ХУДЫМ И БОЛЬШЕГОЛОВЫМ

Попкорн-убийца
Blondell J.M. Pesticides and breast cancer, popcorn and colorectal cancer: Innovation versus fashion in dietary epidemiology. Vol. 12, pp. 191—194.

Ботокс способствует похудению
Lim E.C.H., Seet R.C.S. Botulinum toxin injections to reduce adiposity: Possibility, or fat chance? Vol. 67, pp. 1086—1089.

Очищайте организм ночью
Ahmad Aziz N., Ibrahim Aziz M. Losing weight by defecating at night. Vol. 67, p. 989.

Придерживайтесь диеты каждый второй день, чтобы похудеть и жить дольше
Johnson J.B., Laub D.R., John S. The effect on health of alternate day calorie restriction: Eating less and more than needed on alternate days prolongs life. Vol. 67, pp. 209—211.

Соль — кухонный наркотик?
Tekol Y. Salt addiction: A different kind of drug addiction. Vol. 67, pp. 1233—1234.

Почему головы американцев становятся меньше
Moishezon-Blank N. Commentary on the possible effect of hormones in food on human growth. Vol. 38, pp. 273—277.

Употребление свинины вызывает рассеянный склероз
Nanji A.A., Narod S. Multiple sclerosis, latitude and dietary fat: Is pork the missing link? Vol. 20, pp. 279—282.

Бешенство
Shaw C.A., Bains J.S. Did consumption of flour bleached by the agene process contribute to the incidence of neurological disease? Vol. 51, pp. 477—481.

Молоко способствует развитию рака
Ganmaa D., Li X.M., Qin L.Q., Wang P.Y., Takeda M., Sato A. The experience of Japan as a clue to the aetiology of testicular and prostatic cancers. Vol. 60, pp. 724—730.

Крысы — переносчики коровьего бешенства
Concepcion G.P., Padlan E.A. Are humans getting «mad-cow disease» from eating beef, or something else? Vol. 60, pp. 699—701.

10. ТЕЛЕВИЗОР, ВЫСОКИЕ КАБЛУКИ И ДРУГИЕ ИСТОЧНИКИ БОЛЕЗНЕЙ

Лекарство, отпускаемое по рецепту, вызывает депрессию у детей
Agus A., Surja S., El-Mallakh R.S. Fertility and childhood bipolar disorder. В печати.

Рассеянный склероз и домашние кошки
Cook R.D. Multiple sclerosis: Is the domestic cat involved? Vol. 7, pp. 147—154.

Мыло — причина болезней сердца
Cane R.H. The role of soap and nutrition in producing human diseases. Vol. 11, pp. 251—254.

Аутизм и жизнь в городе
Previc F.H. Prenatal influences on brain dopamine and their relevance to the rising incidence of autism. Vol. 68, pp. 46—60.

Линии электропередачи вызывают депрессию
Henshaw D.L. Does our electricity distribution system pose a serious risk to public health? Vol. 59, pp. 39—51.

Обувь на высоких каблуках вызывает шизофрению
Flensmark J. Is there an association between the use of heeled footwear and schizophrenia? Vol. 63, pp. 740—747.

Фтористые соединения делают зубы кривыми
Sutton P.R.N. Can water fluoridation increase orthodontic problems? Vol. 26, pp. 63—64.

Дожди приводят к сгущению крови
Clauss R., Mayes J., Hilton P., Lawrenson R. The influence of weather and environment on pulmonary embolism: pollutants and fossil fuels. Vol. 64, pp. 1198—1201.

Климатические изменения и диабет
Moalem S., Storey K.B., Percy M.E., Peros M.C., Perl D.P. The sweet thing about Type I diabetes: A cryoprotective evolutionary adaptation. Vol. 65, pp. 8—16.

Телепередачи вызывают слабоумие
Aronson M. Does excessive television viewing contribute to the development of dementia? Vol. 41, pp. 465—466.

Стресс может пагубно сказаться на ваших зубах
Sutton P.R.N. Psychosomatic dental disease: Is mental stress in adults followed by acute dental caries in all racial groups? Vol. 41, pp. 279—281.

Перчатки вызывают астму
Worth J. Neonatal sensitization to latex. Vol. 54, pp. 29—33.

ОБ АВТОРЕ

РОДЖЕР ДОБСОН, журналист. Его статьи опубликованы во многих английских газетах, посвященных вопросам науки и здоровья, в том числе в *Daily Mail, The Times* и *Sunday Times, Independent* и *Independent on Sunday,* а также в *British Medical Journal.* Он живет со своей семьей на склоне горы Скиррид, недалеко от Эбергевенни, в графстве Монмутшир (Южный Уэльс).

ООО «Издательство «Добрая книга»
119180, г. Москва, ул. Б. Полянка, д. 28, стр. 1
Адрес для переписки / e-mail: mail@dkniga.ru
Подписано в печать 21.02.2011 г. Формат 60×84/16.
Заказ № 1966
Отпечатано в полном соответствии
с качеством предоставленных материалов
в ОАО «ИПК «Ульяновский Дом печати»
432980, г. Ульяновск, ул. Гончарова, 14